즐거운
디스코 · 스텝

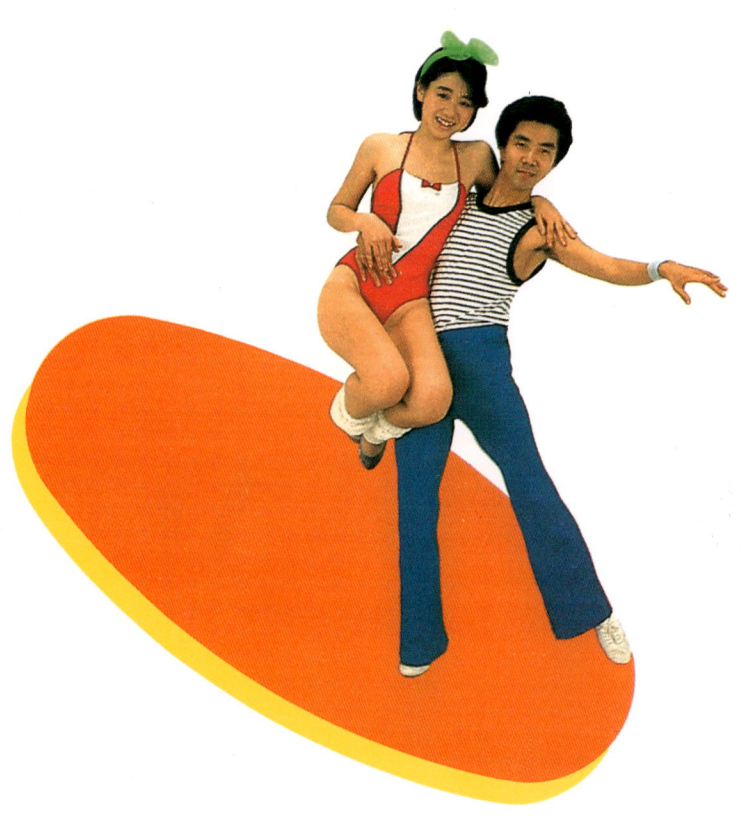

太乙出版社

Breaking

새로운
브레이크에 도전!

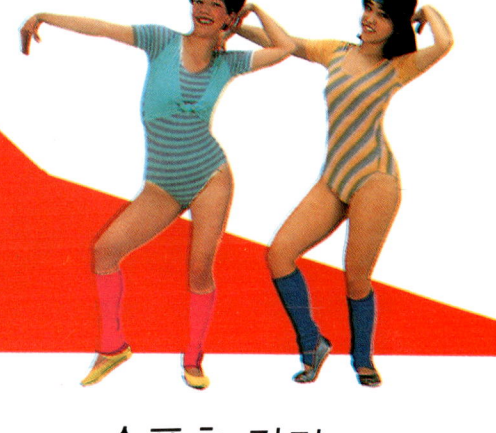

스포츠 감각으로
디스코!

디스코 · 스텝으로
즐기자.

멋있게 실시한다.

Swing Dip

〈스윙·딥〉 남성
의 오른발의 무릎
에 여성을 얹은 포
즈.

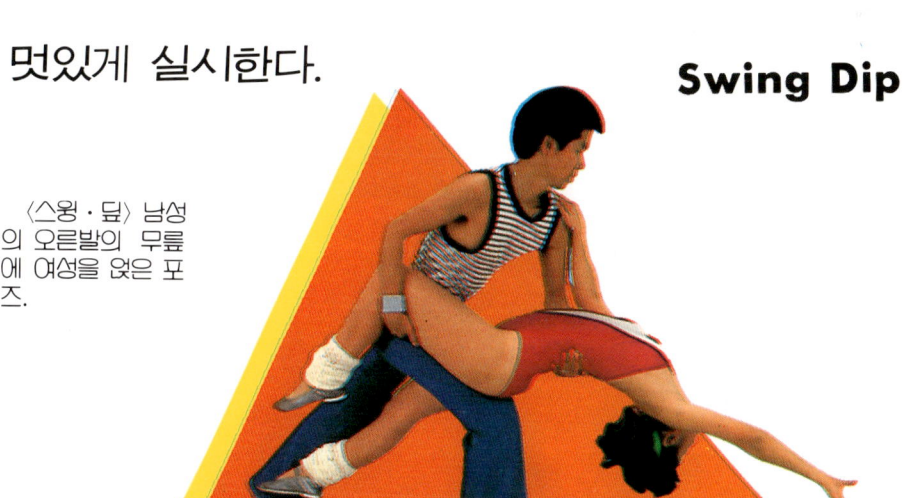

FASHION

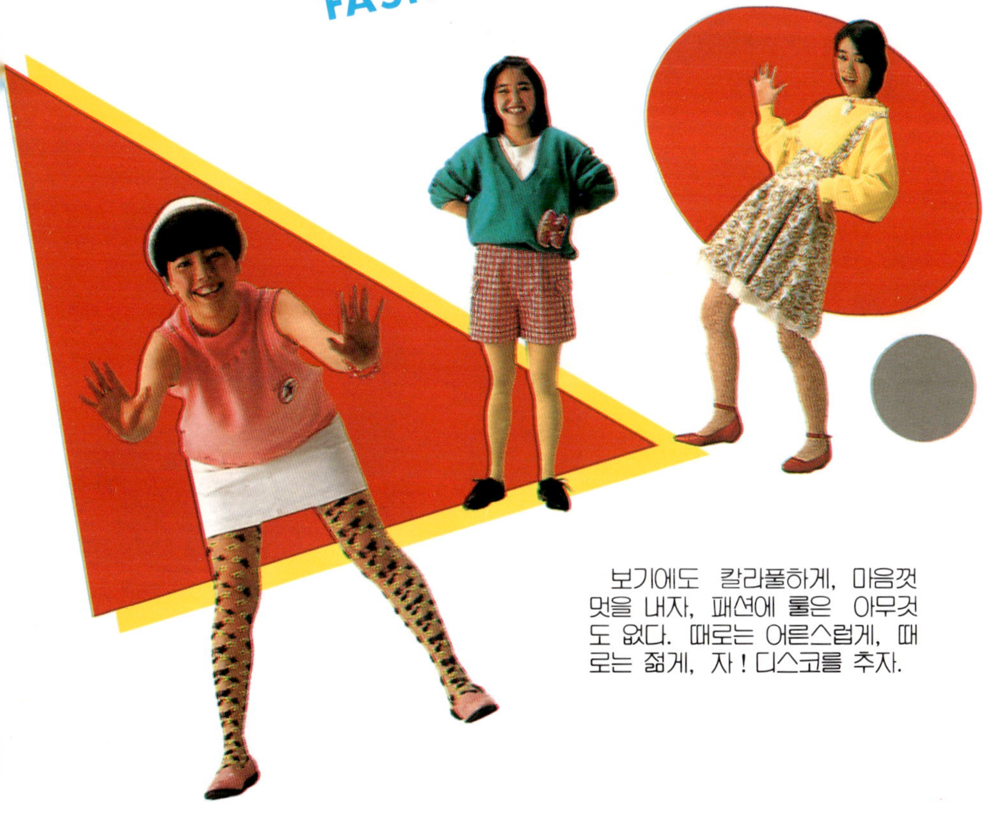

보기에도 칼라풀하게, 마음껏
멋을 내자, 패션에 룰은 아무것
도 없다. 때로는 어른스럽게, 때
로는 젊게, 자! 디스코를 추자.

귀여운 매력으로 시작 !

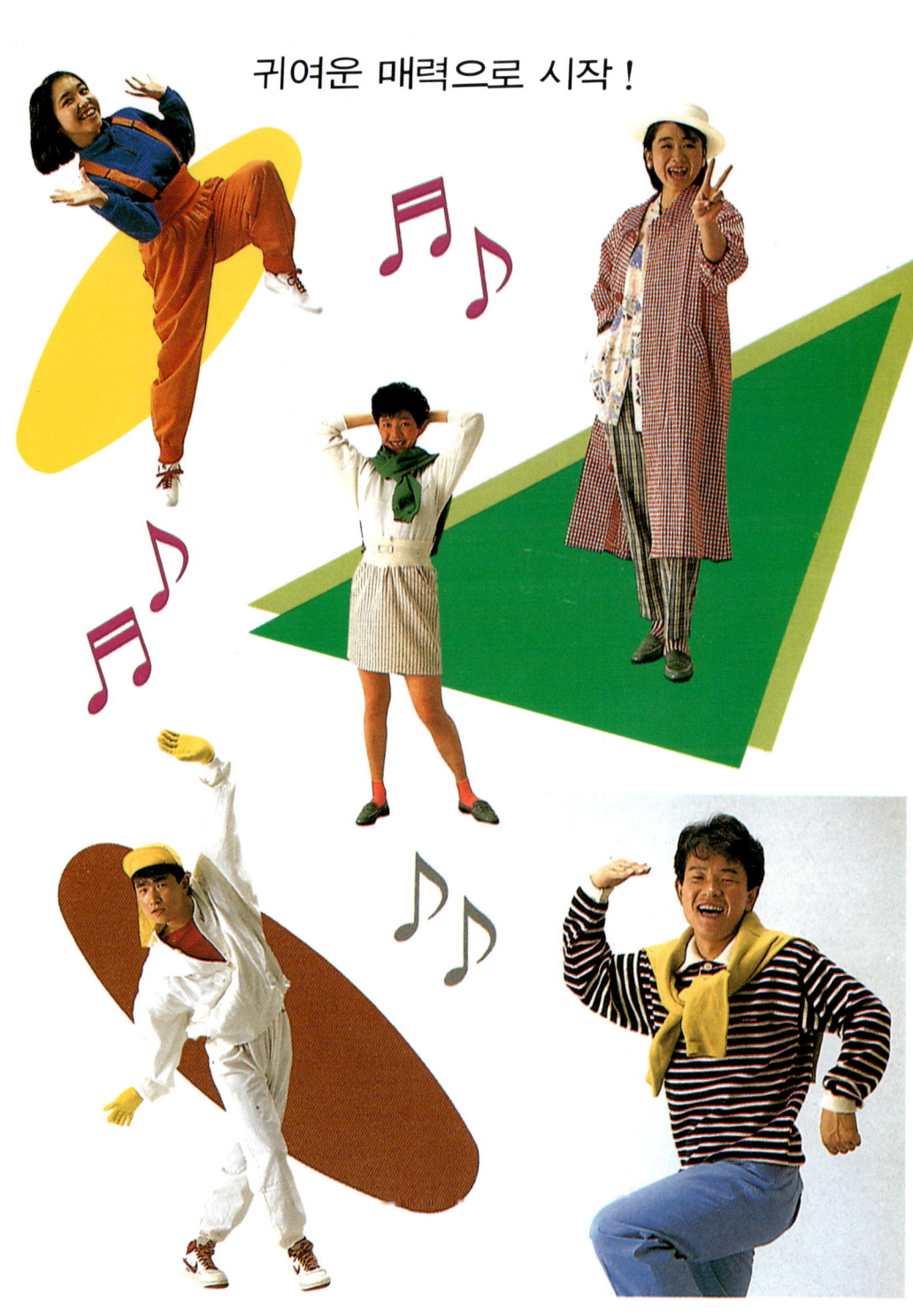

즐거운 디스코·스텝

Let's Try Disco Steps

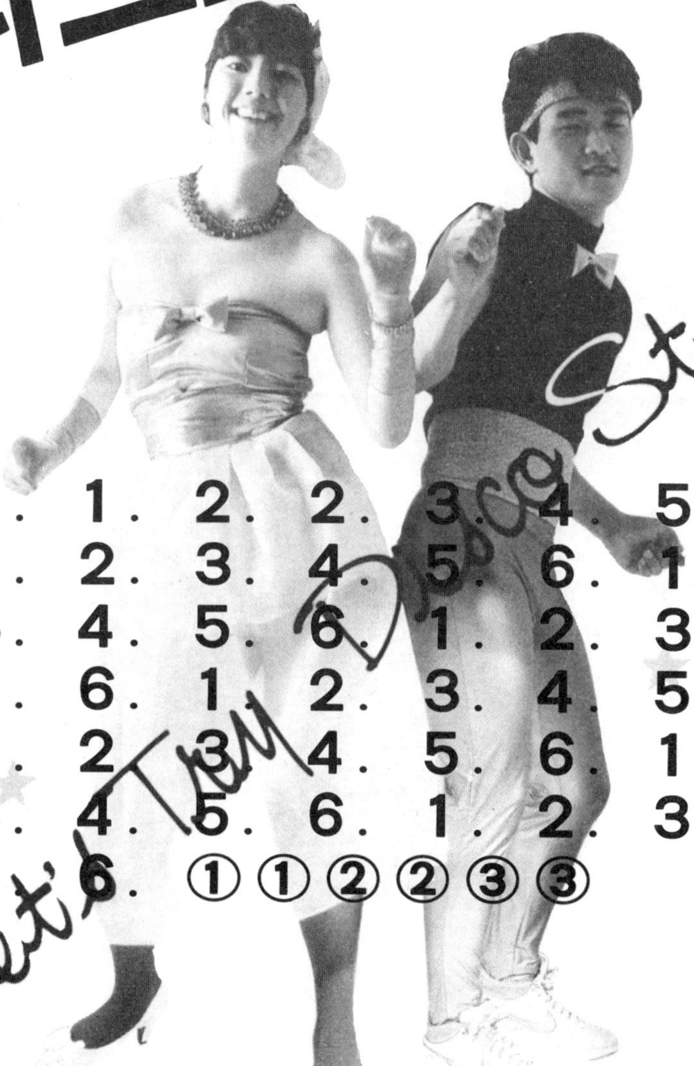

1. 1. 2. 2. 3. 4. 5. 6.
1. 2. 3. 4. 5. 6. 1. 2.
3. 4. 5. 6. 1. 2. 3. 4.
5. 6. 1. 2. 3. 4. 5. 6.
1. 2. 3. 4. 5. 6. 1. 2.
3. 4. 5. 6. 1. 2. 3. 4.
5. 6. ①①②②③③

太乙出版社

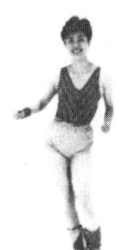
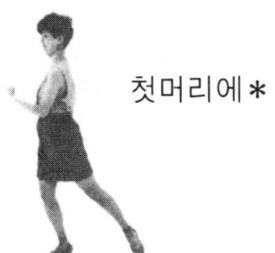

우리 모두 즐겁게
디스코·스텝을—

　최근 들어 부쩍 '댄스 붐'이 일고 있다. 경쾌한 음악과 함께, 마치 그 시대상(時代相)을 재조명이라도 하려는 듯이 세계 각국 어디에서나 남녀 노소를 불문하고 리듬에 맞추어 몸을 흔들어댄다.

　사실 댄스는 인간의 희노애락을 나타내는 감정의 한 표현이라고도 할 수 있다. 경쾌한 음악에 맞추어서 리드미컬하게 스텝을 밟는 동안에 우리는 새로운 삶의 환희를 발견하게 되는 것이다.

　댄스 중에서도 특히 젊은 층에게 인기가 높은 것으로는 브레이크와 함께 디스코 스텝을 들 수 있다.

　생기발랄한 젊음을 마음껏 과시하면서, 적당한 스포츠로서, 또는 즐거운 오락의 하나로서도 결코 손색이 없는 브레이크와 디스코·스텝은 지금 이 순간에도 세계 도처에서 젊은 남녀의 전신(全身)으로 퍼져나가고 있다.

　이 책은 주로 요즘의 젊은층이 즐겨 추는 디스코·스텝을 중심으로, 이해하기 쉽고 익히기 쉽도록 사진 도해(圖解)로 엮은 최신 디스코 댄스 가이드이다.

　독자 여러분의 삶에 활력을 넣어주는 청량제 역할을 할 수 있으리라 믿는다.

　　　　　　　　　　　　　　　　　편저자 씀

*차 례

차 례 ＊

*차 례

춤을 춘다 ························· 75

*차 례

✱차 례

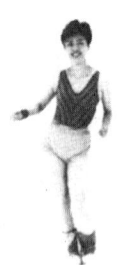

1장 이것 정도는 알아 두어야 할 디스코의 간단한 용어 필수

　댄스는 보디·랭귀지 라고도 말 할 수 있으며, 일종의 커뮤니케이션.세계 각국 각지에서, 자연 발생적으로 춤은 생겨나, 민족, 문화를 넘어서 추어지고 있다. 옛날 사람들은, 댄스를 말과 같이 인간 상호간의 의사 표현으로써 사용했다.

　아메리카 사람들이 춤을 출 때, 자주 뮤직의 가사를 입으로 중얼거리면서, 그 가사의 내용에 맞추어 춤추는 것을 볼 수 있다. 디스코·댄스를 출 때, 당연, 그 곡의 내용을 이해하는 편이 좋고, 가사에 맞추어 손 움직임이나, 표정 등을 붙여, 신체 전체로 춤을 춘다면 더 이상 좋은 것이 없다.

　디스코·댄스를 추는 데에 필요한, 자주 사용하는 용어를 들어 보았다. 이 책 가운데서도 설명 중 많이 나오는 것이므로, 잘 알아 두기 바란다.

　처음에는, 댄스의 기초 지식이나, 테크닉을 완전히 마스터 하기 바란다. 단, 본질은, 어떻게 댄스를 재미있게 느끼며, 느낀대로 출 수 있느냐 하는 것이다.

포 이 즈

무릎을 가볍게 구부리고(Kneel balance), 신체는 조금 앞으로 향하도록 한다. 전체적으로 릴랙스시키고 리듬을 타기 쉽도록 준비한다.

한 즈

양손은 웨이트 위치보다 내려오지 않도록 웨이트보다 약간 위로 유지하는 자세를 취한다. 손은 신체의 움직임에 따라 자연스럽게 움직인다.

스 텝

스텝은, 내디딘 발에 중심을 얹는 것. 그 외에, 워크하는 것도 스텝이라고 한다.

16

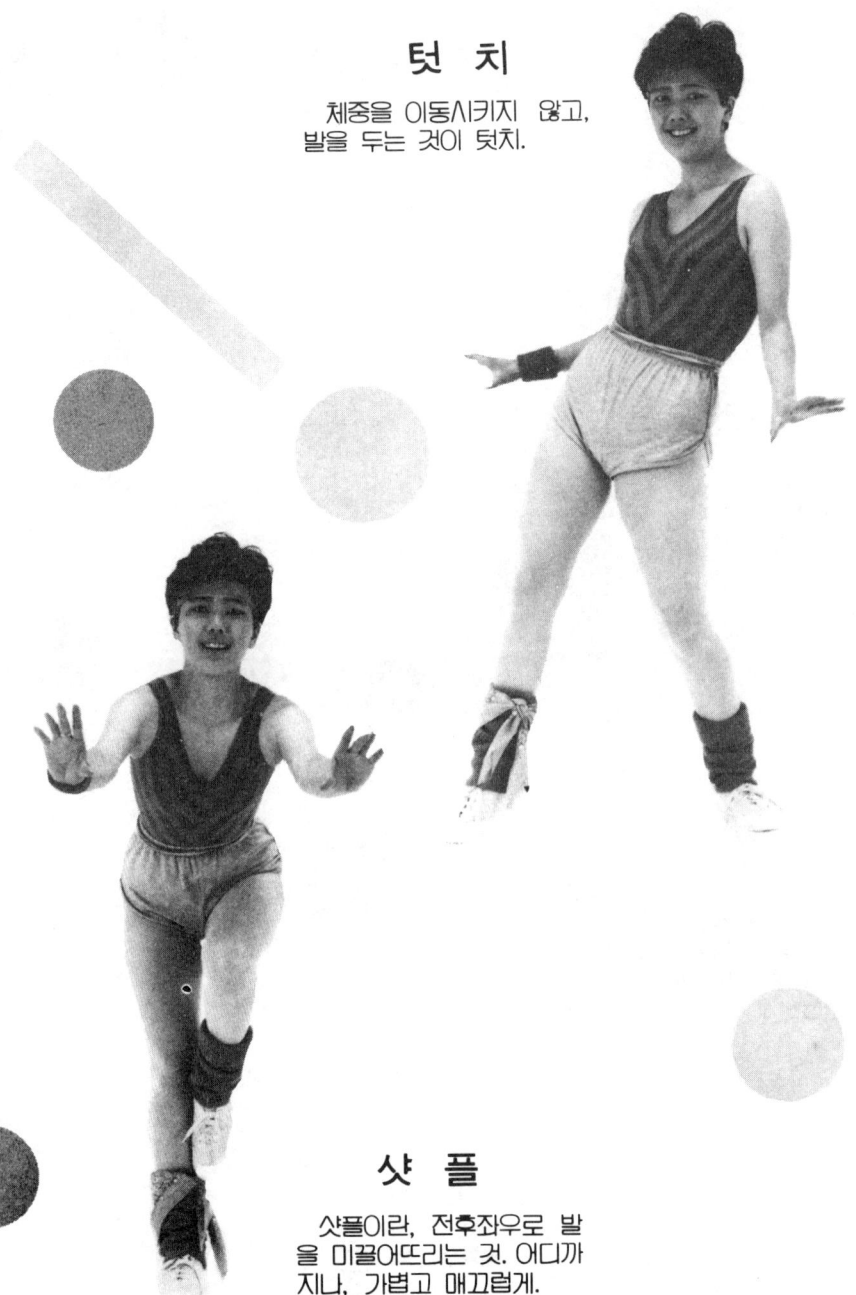

텃 치

체중을 이동시키지 않고,
발을 두는 것이 텃치.

샷 플

샷플이란, 전후좌우로 발
을 미끌어뜨리는 것. 어디까
지나, 가볍고 매끄럽게.

17

피 봇 트

발의 보울(그림 참조 ●
부분)을 중심으로 하여, 비
틀거나, 회전시키거나 한다.

리 프 트

리프트는 발을 들어 올리
는 것. 들어올릴 때는, 허리
를 조금 비틀듯이 하고, 발
목을 쭉 펴면, 발(다리) 도
늘씬하게 보인다.

킥

킥은 차는 것. 무릎을 사
용하여 위에서 아래로 차
내리듯이 하면, 훌륭한 킥
(아름다운 킥)을 할 수 있
다.

18

2 장 디스코 · 기본중의 기본 댄서사이즈

스포츠 선수는, 그 스포츠에 맞는 체형이 된다. 댄서도 마찬가지이다. 댄스에 맞는 근육이 자연스럽게 붙어, 댄서다운 스타일이 된다.

이제부터 댄스를 시작하려고 하는 사람은, 우선 이 신체 트레이닝부터 전념하기 바란다.

일반적으로, 매스컴 등에서 마르는 방법으로써 댄스를 권하고 있지만, 이것은 단순히 마르는 것이 아니라, 춤추는 것에 의해서 지방이 분해되고, 필요한 근육이 붙기 때문에, 슬림하게 된다고 말할 수 있다. 그러므로, 체중은 변하지 않아도, 웨스트나 다리가 점점 가늘어지는 경우가 많을 것이다.

댄스도 다른 스포츠와 마찬가지로, 유연성, 파워가 중요하며, 그것에 의하여 테크닉도 생기게 된다. 댄스를 추기 전에는, 반드시 근육을 천천히 풀고, 체조(体調)를 정비해 두는 것이 중요하다.

갑자기, 춤을 추면, 상처를 입는 원인이 되기도 한다. 댄서 사이즈를 단단히 한 다음, 파워풀한 댄스에 도전!

아이사레이션 (부분운동의 기초)

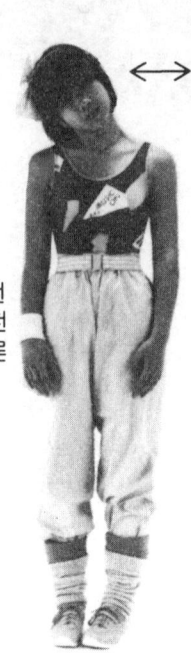
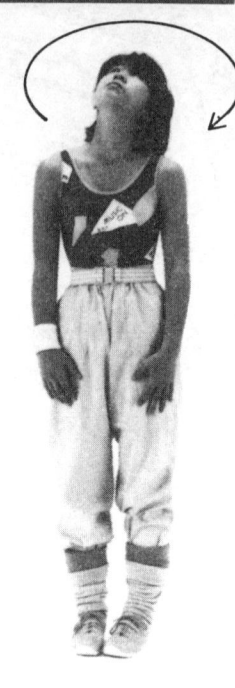

넥 (목)

우선은, 천천히 목을 전후좌우로 뉘인다. 그리고 천천히 돌린다. 점차로 빠른 비이트로 실시한다.

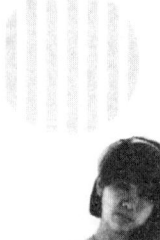

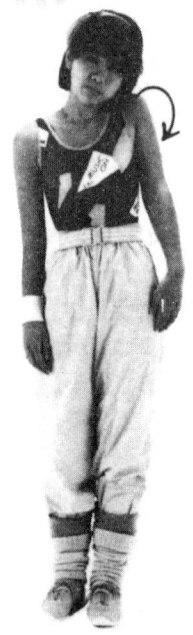
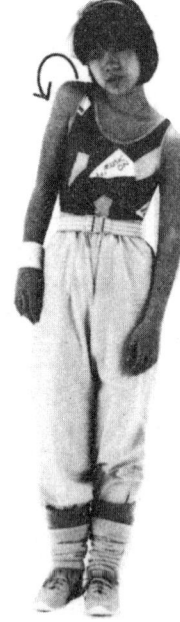

숄더 (어깨)

어깨를 아래 위, 전후로 움직이고, 좌우 번갈아 풀듯이 돌린다. 점차 빠른 비이트로.

20

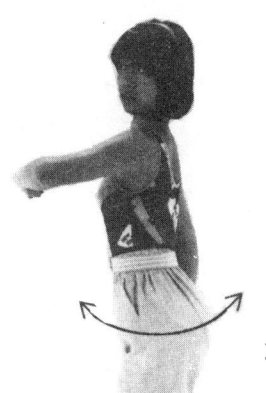

스트먹 (복부) 와 펠 비스 (골반)

허리를 천천히 내리고, 무릎과 운동시킬 복부를 전후로 흔든다. 복부의 힘을 빼고, 무릎을 위 아래로 움직이며, 자연스럽게 흔든다.

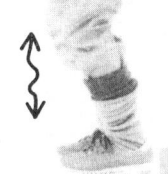

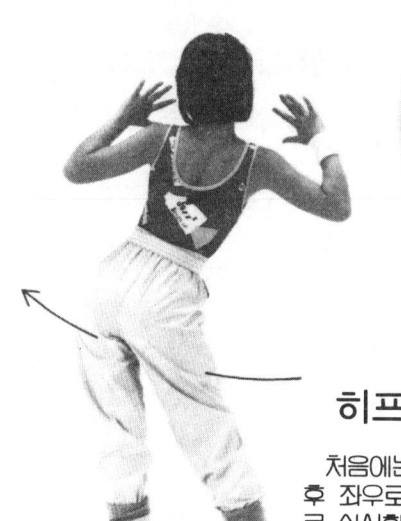
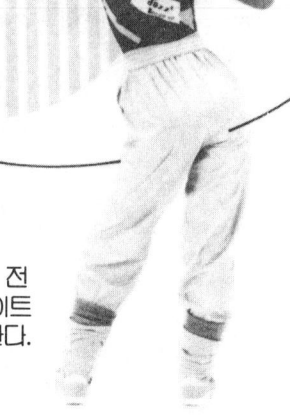

히프 (요부)

처음에는 천천히, 허리를 전후 좌우로 흔든다. 빠른 비이트로 실시할 수 있도록 연습한다.

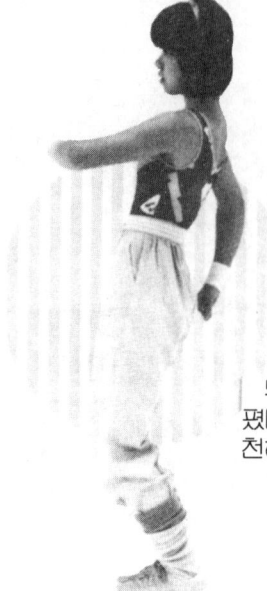

닐 (무릎)

무릎의 힘을 빼고, 구부렸다, 폈다를 반복한다. 처음에는 천 천히,점차로 빠른 템포로.

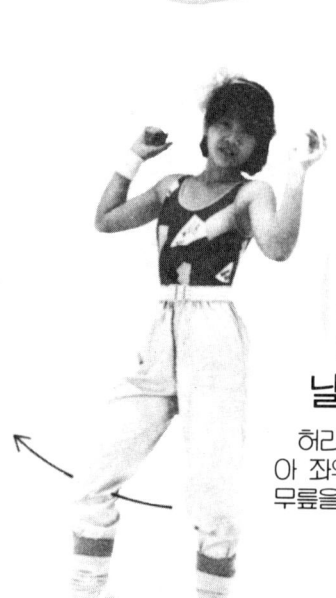

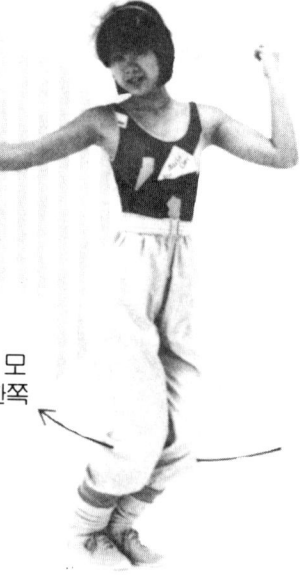

닐트위스트

허리를 내리고, 양 무릎을 모 아 좌우로 비튼다. 그리고 한쪽 무릎을 좌우로 내 찌른다.

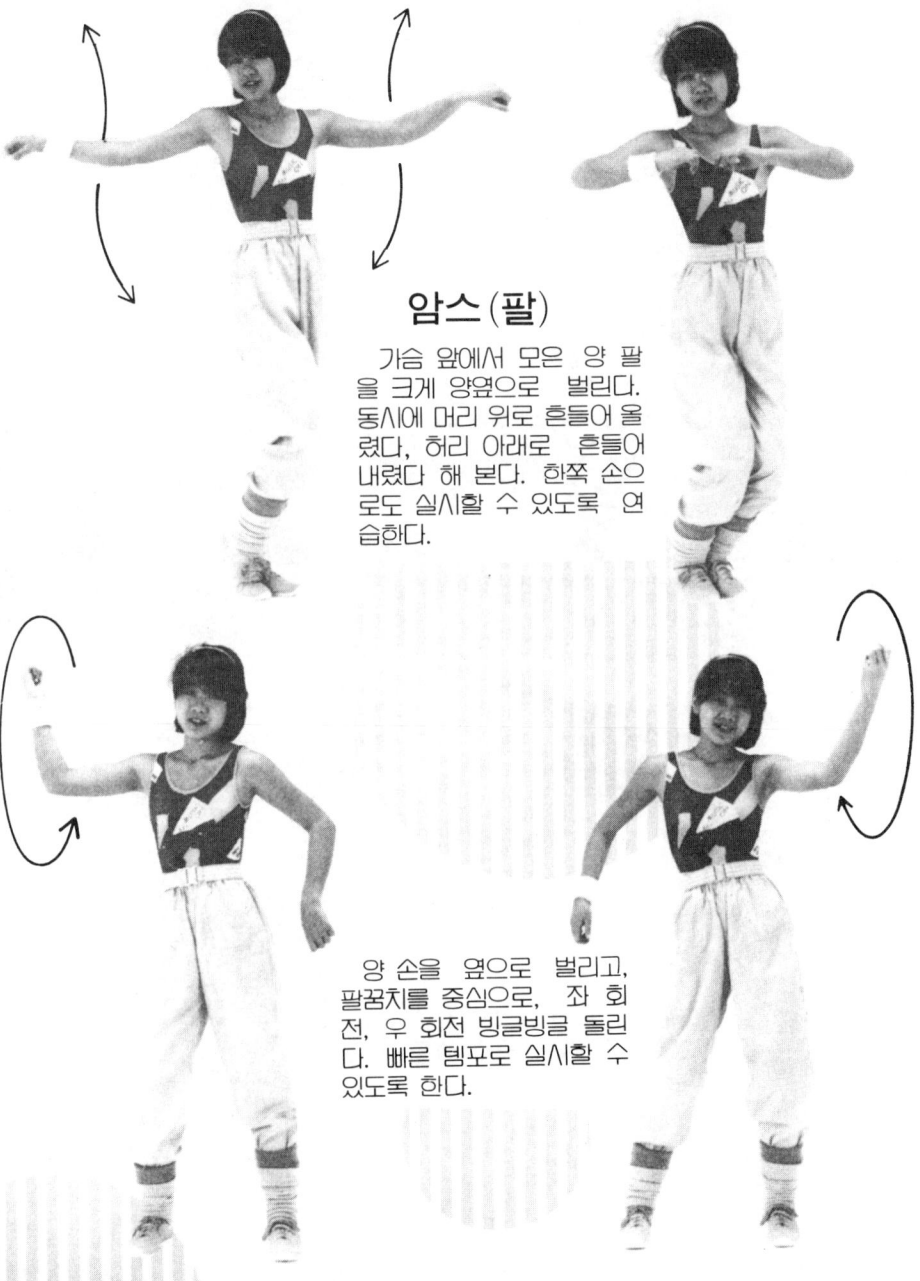

암스 (팔)

가슴 앞에서 모은 양 팔을 크게 양옆으로 벌린다. 동시에 머리 위로 흔들어 올렸다, 허리 아래로 흔들어 내렸다 해 본다. 한쪽 손으로도 실시할 수 있도록 연습한다.

양 손을 옆으로 벌리고, 팔꿈치를 중심으로, 좌 회전, 우 회전 빙글빙글 돌린다. 빠른 템포로 실시할 수 있도록 한다.

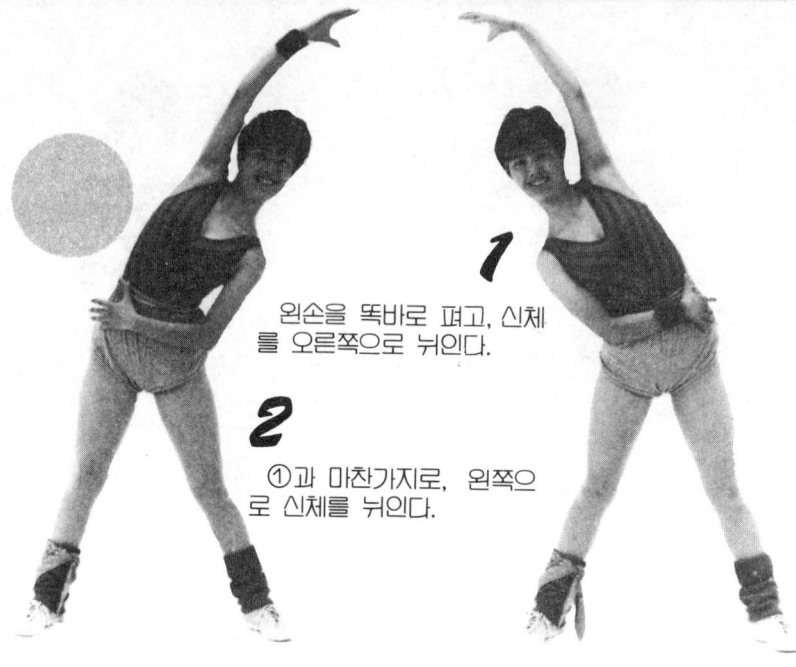

스트레칭 (유연운동)을 충분히

왼손을 똑바로 펴고, 신체를 오른쪽으로 뉘인다.

1

2

①과 마찬가지로, 왼쪽으로 신체를 뉘인다.

3

양 무릎을 쭉 펴고, 상체를 앞으로 숙인다.   4 비이트로 바닥에 누르듯이 실시한다.

4

양 무릎을 편 채,상체는 뒤로 젖힌다. 양손도 마음껏 뒤로 편다.

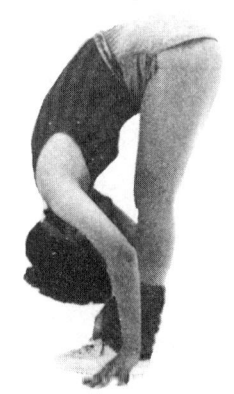

24

6

⑥의 상태에서, 양 무릎을 펴며, 신체를 일으킨다. 동시에 뒤꿈치를 땅에 내린다.

5

상체를 젖힌 반동으로, 탄력있게 앞으로 구부린다. 손은 똑바로 펴고, 뒤꿈치는 올려 둔다.

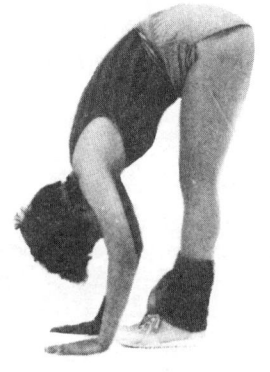

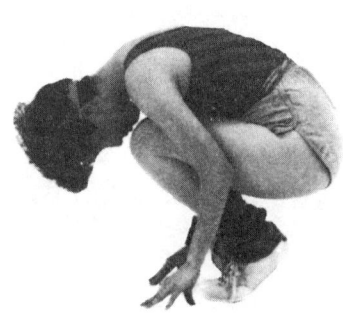

7

양발을 뒤로 내 뻗고, 상체를 뒤로 젖힌다. 목줄기도 쭉 편다.

8

허리를 높이 올린다. 배근육이나 양발은 쭉 편다. 기역(ㄱ)자가 되도록 한다. 양발과 발끝을 잘 사용하면 좋다.

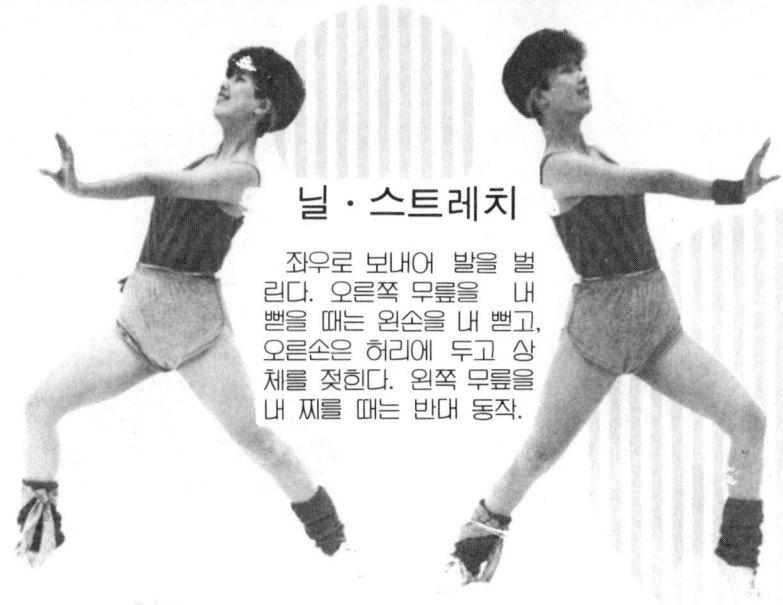

닐 · 스트 레 치

좌우로 보내어 발을 벌
린다. 오른쪽 무릎을 내
뻗을 때는 왼손을 내 뻗고,
오른손은 허리에 두고 상
체를 젖힌다. 왼쪽 무릎을
내 찌를 때는 반대 동작.

스웨스티카

처음의 상태에서 재빨리
웅크린다. 양손은 바닥에 붙
인다. 마찬가지로 왼발을 앞
으로 교차하여, 반복한다.

발을 교차하여
선다.

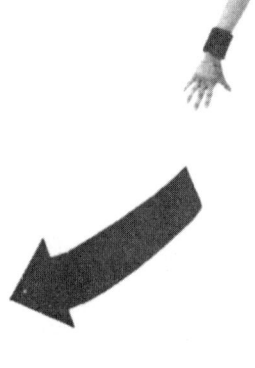

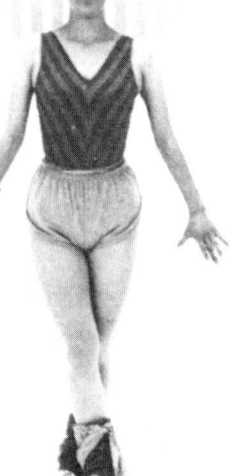

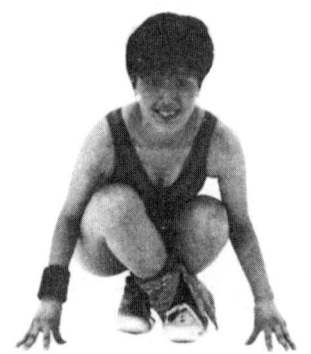

26

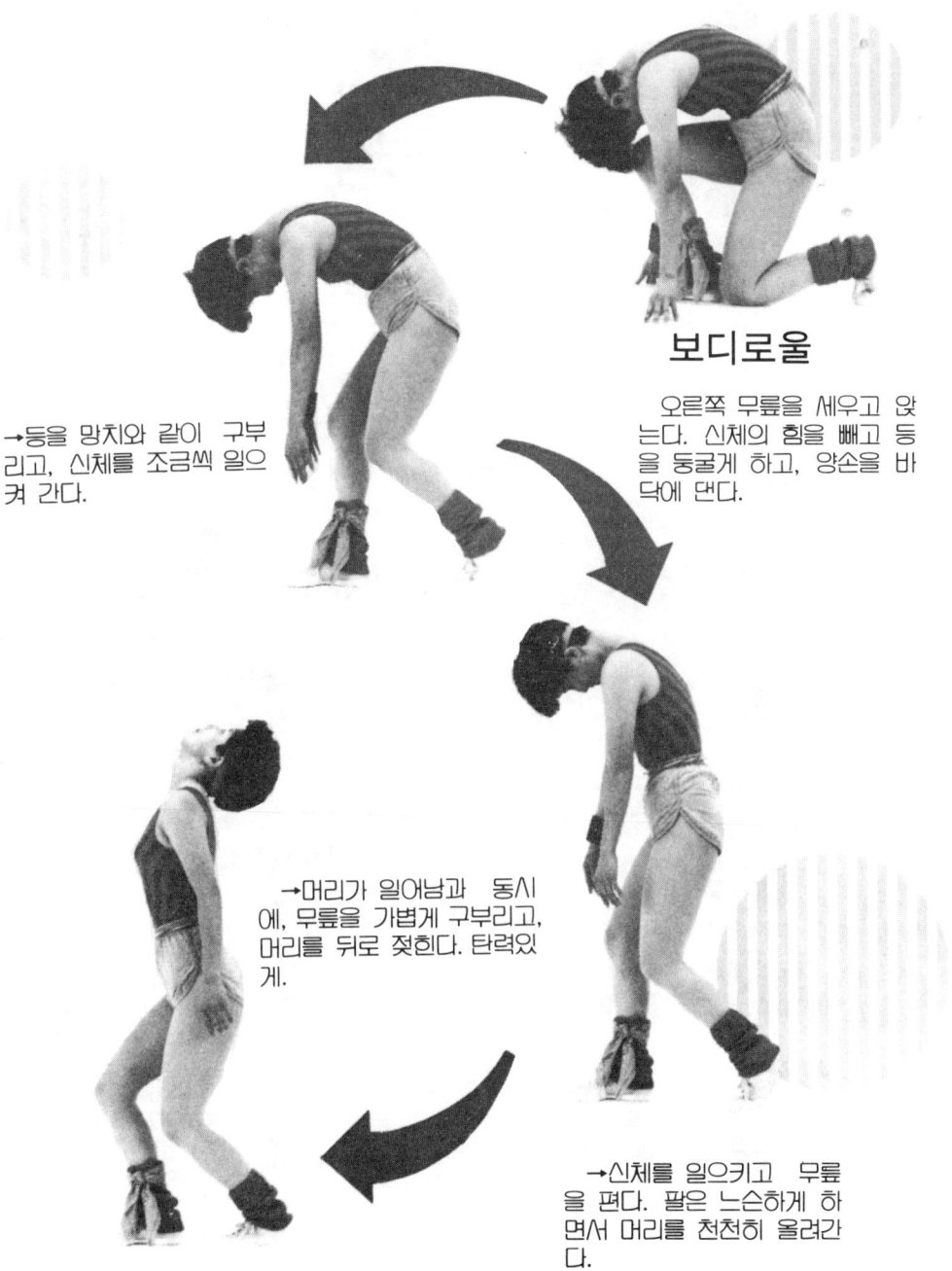

보디로울

오른쪽 무릎을 세우고 앉는다. 신체의 힘을 빼고 등을 둥글게 하고, 양손을 바닥에 댄다.

→등을 망치와 같이 구부리고, 신체를 조금씩 일으켜 간다.

→머리가 일어남과 동시에, 무릎을 가볍게 구부리고, 머리를 뒤로 젖힌다. 탄력있게.

→신체를 일으키고 무릎을 편다. 팔은 느슨하게 하면서 머리를 천천히 올려간다.

27

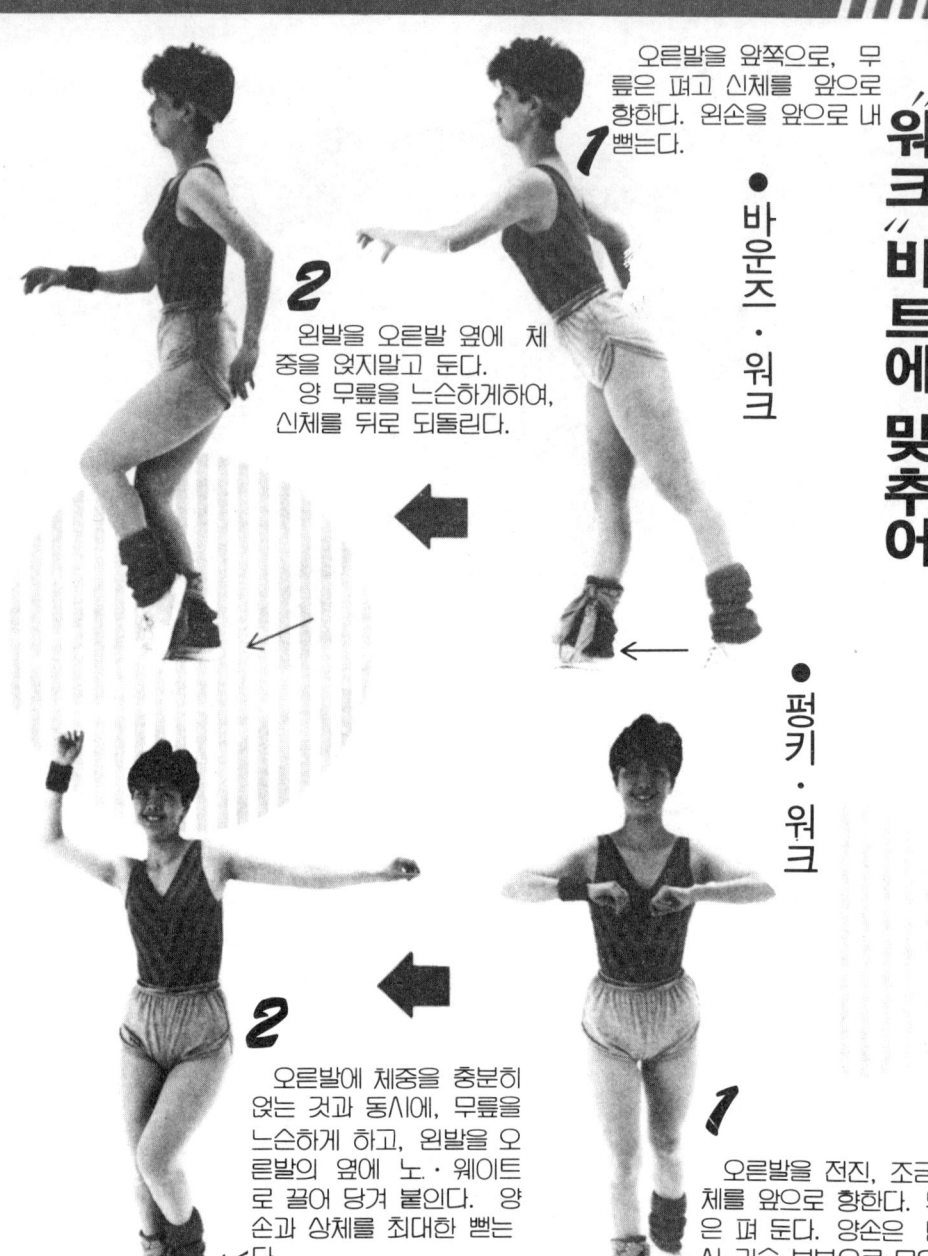

워크 "비트에 맞추어

● 바운즈 · 워크

1 오른발을 앞쪽으로, 무릎은 펴고 신체를 앞으로 향한다. 왼손을 앞으로 내뻗는다.

2 왼발을 오른발 옆에 체중을 얹지말고 둔다. 양 무릎을 느슨하게하여, 신체를 뒤로 되돌린다.

● 펑키 · 워크

1 오른발을 전진, 조금 신체를 앞으로 향한다. 무릎은 펴 둔다. 양손은 반드시 가슴 부분으로 모은다. 흉부를 콘트락션(수축) 하는 것이 좋다.

2 오른발에 체중을 충분히 얹는 것과 동시에, 무릎을 느슨하게 하고, 왼발을 오른발의 옆에 노 · 웨이트로 끌어 당겨 붙인다. 양손과 상체를 최대한 뻗는다.

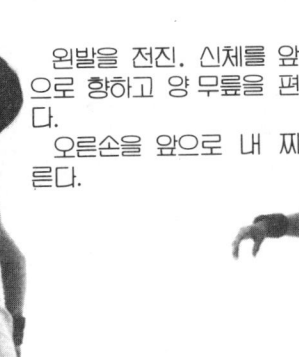

3

왼발을 전진. 신체를 앞
으로 향하고 양 무릎을 펴
다.
오른손을 앞으로 내 찌
른다.

4

오른발을 왼발 옆으로
가져가는 것과 동시에, 양
무릎을 느슨하게 하여, 신
체를 뒤로 되돌린다.

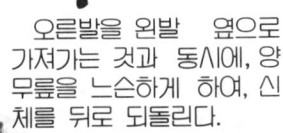

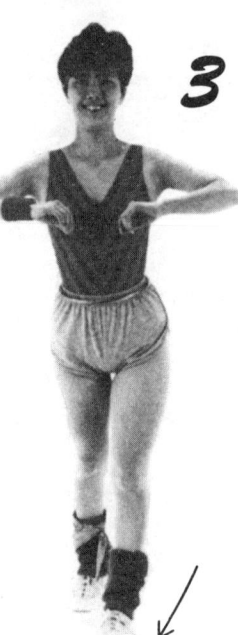

①과 마찬가지로 왼발을
전진시키고, 조금 신체를
앞으로 향한다. 펑키ㆍ워
크기본으로써 반드시 양손
을 가슴 부근에서 닫고,
콘트락션할 것.

3

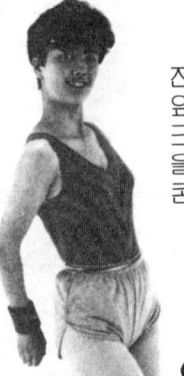

4

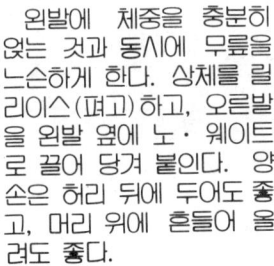

왼발에 체중을 충분히
얹는 것과 동시에 무릎을
느슨하게 한다. 상체를 릴
리이스(펴고)하고, 오른발
을 왼발 옆에 노ㆍ웨이트
로 끌어 당겨 붙인다. 양
손은 허리 뒤에 두어도 좋
고, 머리 위에 흔들어 올
려도 좋다.

29

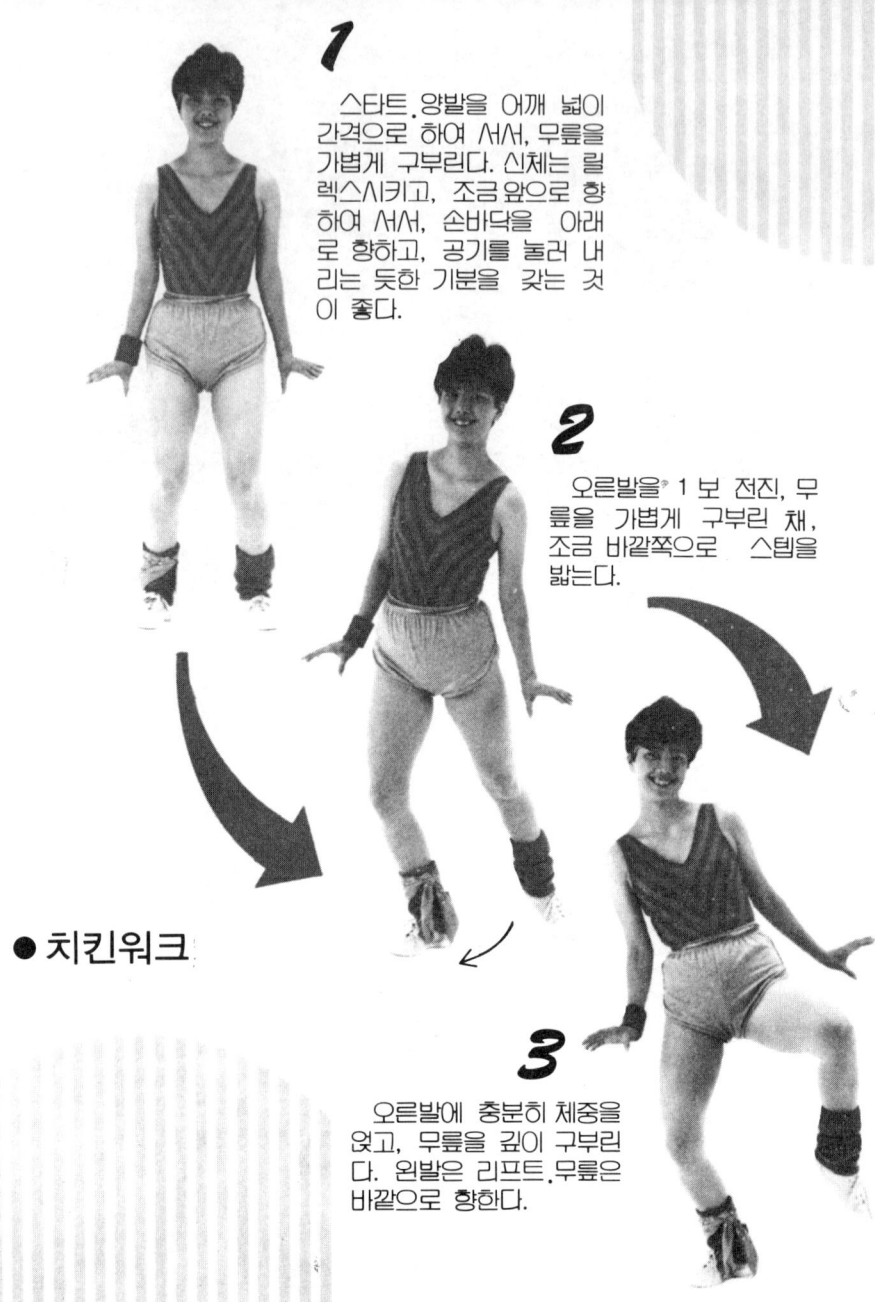

1

스타트. 양발을 어깨 넓이 간격으로 하여 서서, 무릎을 가볍게 구부린다. 신체는 릴렉스시키고, 조금 앞으로 향하여 서서, 손바닥을 아래로 향하고, 공기를 눌러 내리는 듯한 기분을 갖는 것이 좋다.

2

오른발을 1 보 전진, 무릎을 가볍게 구부린 채, 조금 바깥쪽으로 스텝을 밟는다.

● 치킨워크

3

오른발에 충분히 체중을 얹고, 무릎을 깊이 구부린다. 왼발은 리프트. 무릎은 바깥으로 향한다.

30

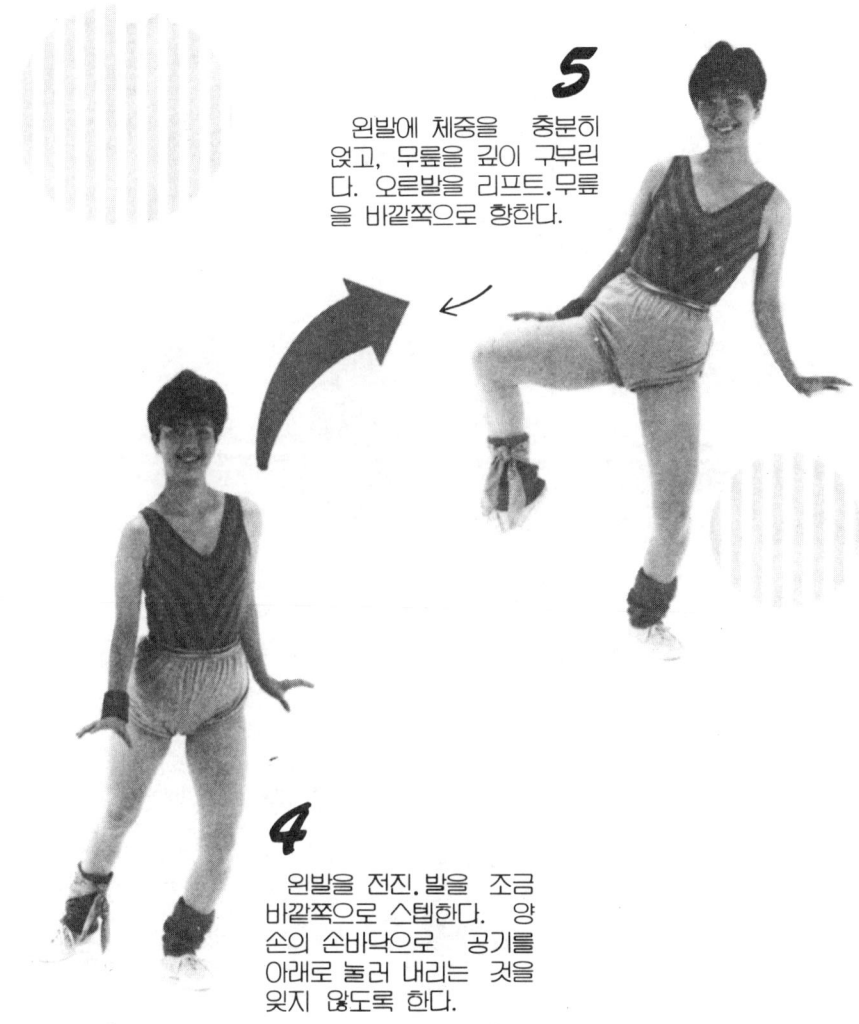

5

왼발에 체중을 충분히 얹고, 무릎을 깊이 구부린다. 오른발을 리프트. 무릎을 바깥쪽으로 향한다.

4

왼발을 전진. 발을 조금 바깥쪽으로 스텝한다. 양손의 손바닥으로 공기를 아래로 눌러 내리는 것을 잊지 않도록 한다.

● 스프릿트

브레이크를 위한 준비운동을 알아둔다

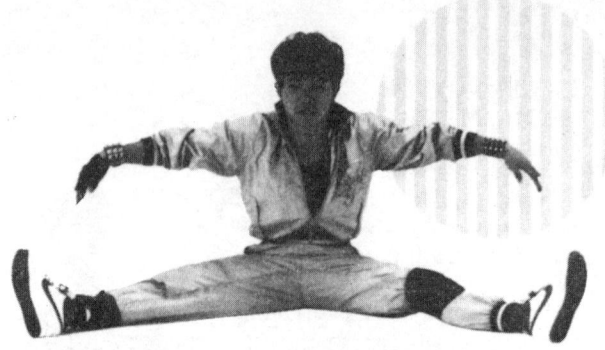

1 양발을 좌우로 크게 벌린다.

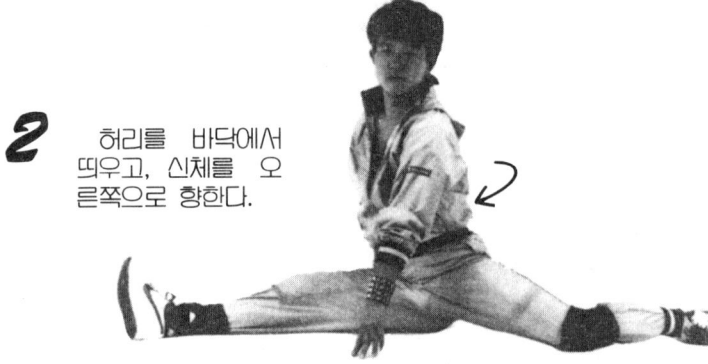

2 허리를 바닥에서 띄우고, 신체를 오른쪽으로 향한다.

3 허리를 바닥에서 띄우고, 신체를 왼쪽으로 향한다.

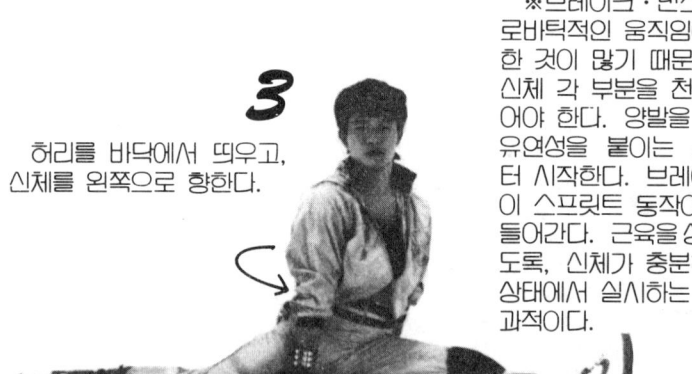

※브레이크·댄스는 아크로바틱적의 움직임이 격렬한 것이 많기 때문에, 우선 신체 각 부분을 천천히 풀어야 한다. 양발을 쭉 뻗고, 유연성을 붙이는 것에서부터 시작한다. 브레이크에는 이 스프릿트 동작이 반드시 들어간다. 근육을 상하지 않도록, 신체가 충분히 풀린 상태에서 실시하는 것이 효과적이다.

32

4

①의 상태에서, 허리
와 양손을 붙인 채,신체
를 앞으로 숙이기 시작
한다.

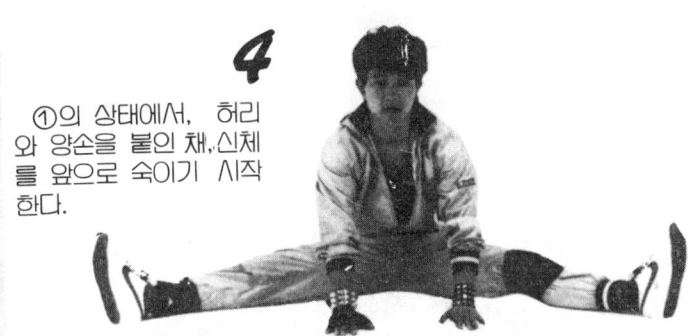

5

더욱 신체를 앞으로 숙이
고, 양손을 앞으로.

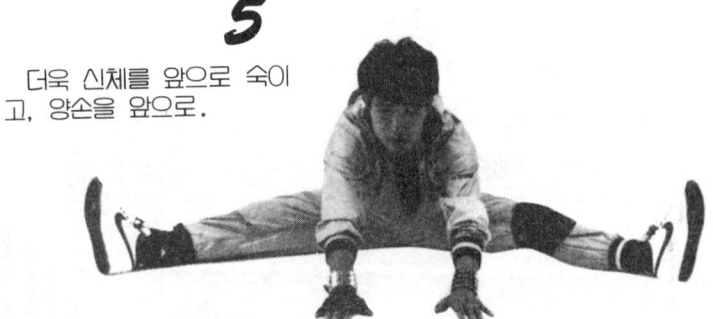

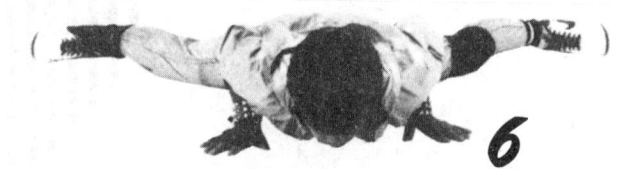

6

상체를 바닥에
댄다.

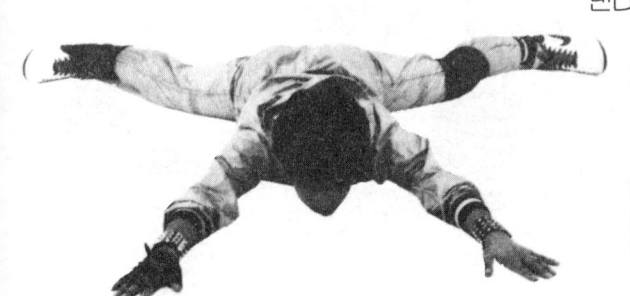

7

양손을 머리 위로 편다.
양발을 쭉 스프릿트.양손으
로 신체를 일으켜, ①의 상
태로 되돌아간다.

33

1

신체를 오른쪽으로 회전
시킨 스프릿트에서, 왼발을
뒤로 접어 구부린다.

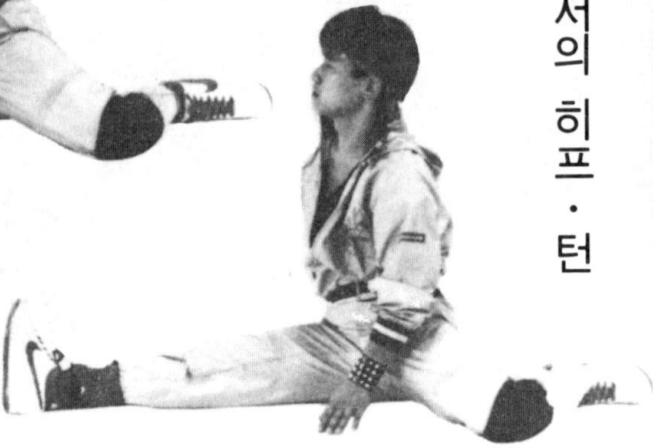

● 스프릿트에서의 히프·턴

2 오른발 위에 신체
를 숙인다.

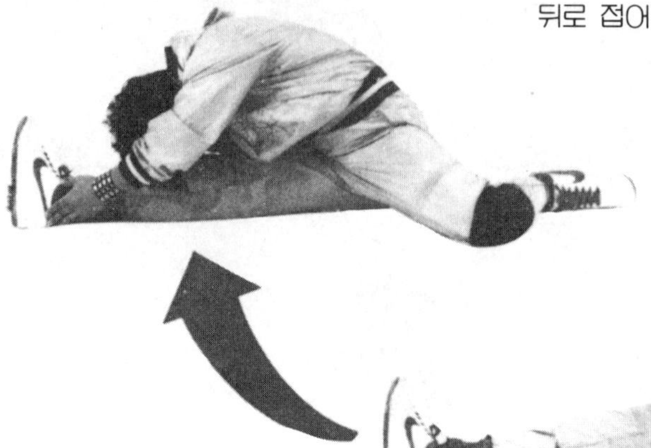

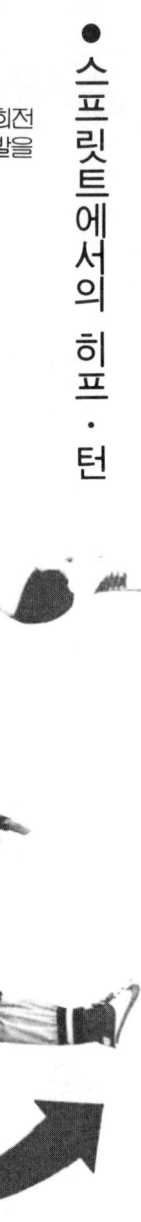

7 왼발을 펴고, 재빨리 왼
쪽으로 회전하기 시작, ①로
되돌아간다.

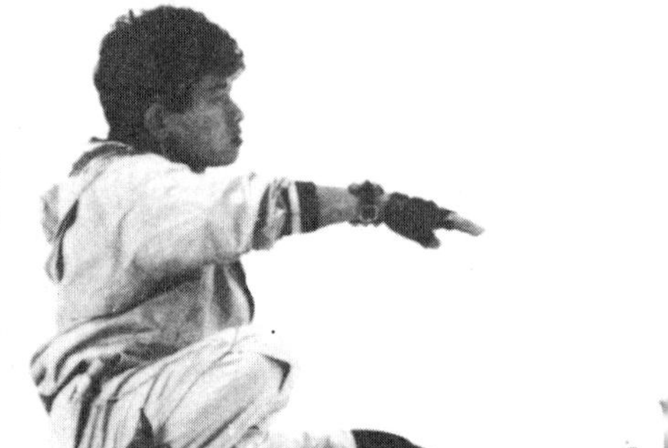

6 왼발의 위에 신체
를 숙인다.

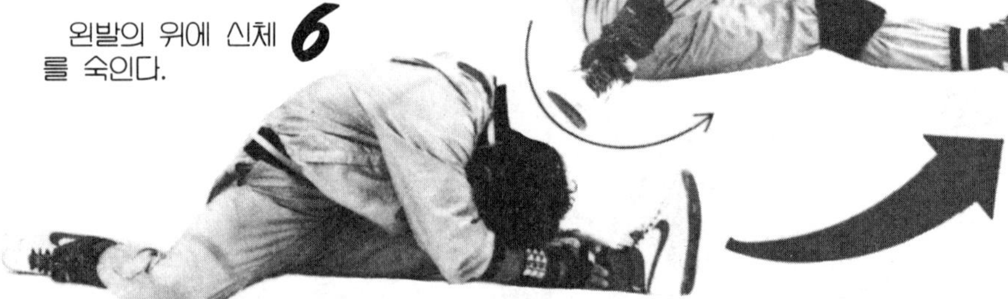

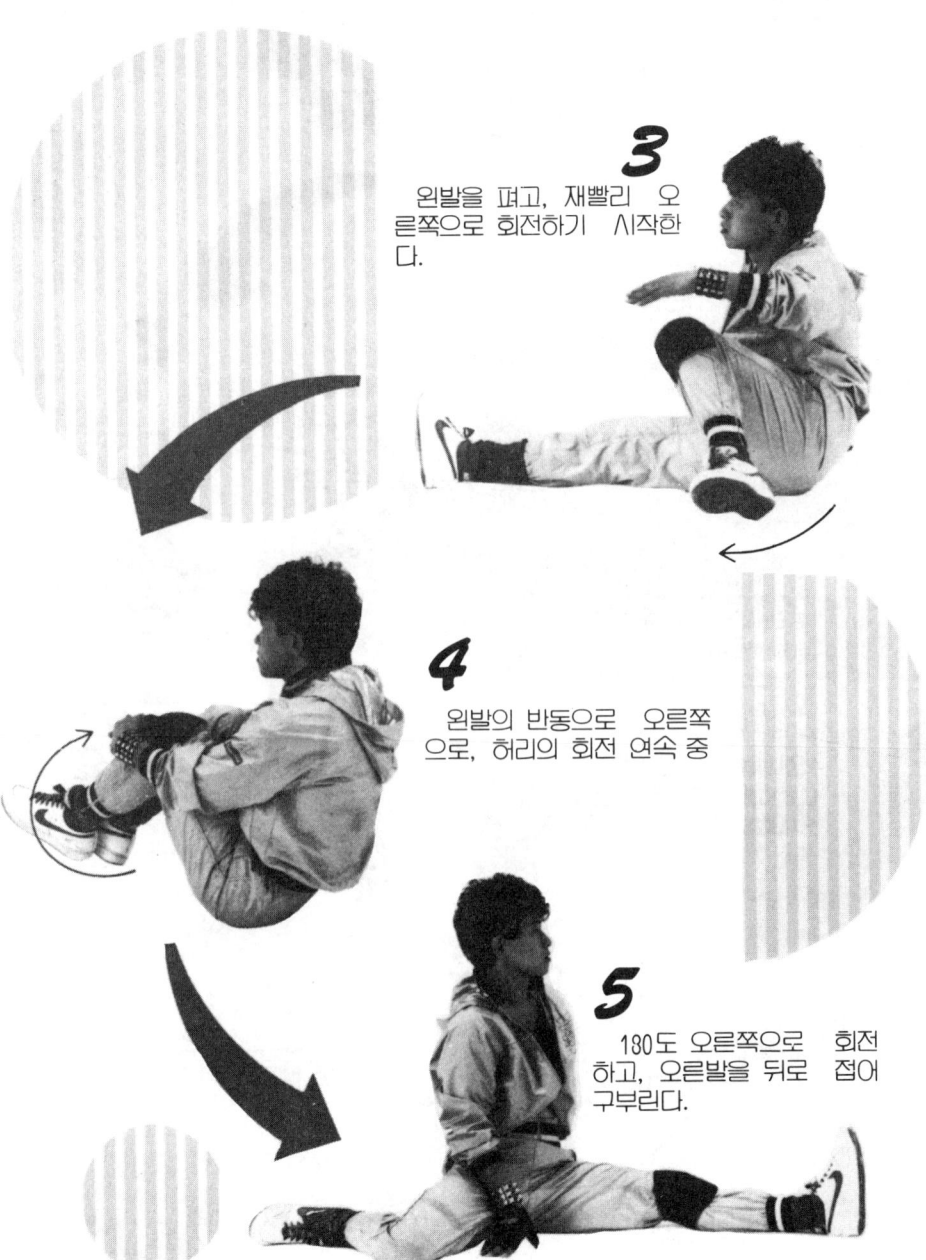

3
왼발을 펴고, 재빨리 오른쪽으로 회전하기 시작한다.

4
왼발의 반동으로 오른쪽으로, 허리의 회전 연속 중

5
180도 오른쪽으로 회전하고, 오른발을 뒤로 접어 구부린다.

● 레그 · 로울

1

양발을 모으고, 드러누운 상태에서 오른발을 들어 올리고 오른발로 회전하기 시작한다.

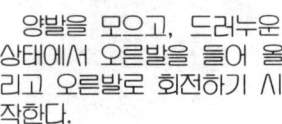

2

머리를 양손으로 감아쥐고, 오른쪽발 회전을 계속한다.

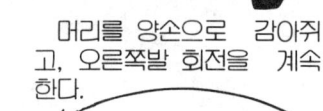

※레그 · 로울을 실시하는 경우, 발을 똑바로 펴고, 가능한 한 크게 돌도록 한다.

이 동작은, 뒤에 서술할 백 · 스핀을 춤출 때에도 필요하다.

백 · 스핀의 회전 속도는, 양발을 돌리는 반동, 타이밍에 따라 변하기 때문에, 여기에서 충분히 연습해 두도록 한다.

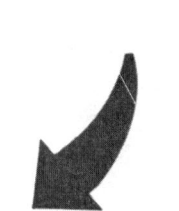

3

오른발로 왼쪽으로 연속 회전 중

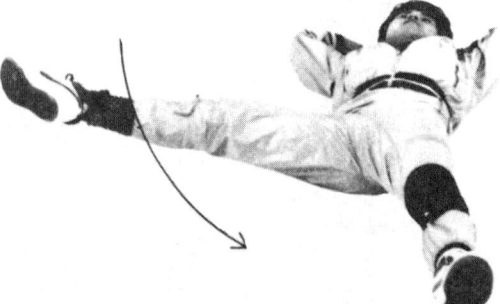

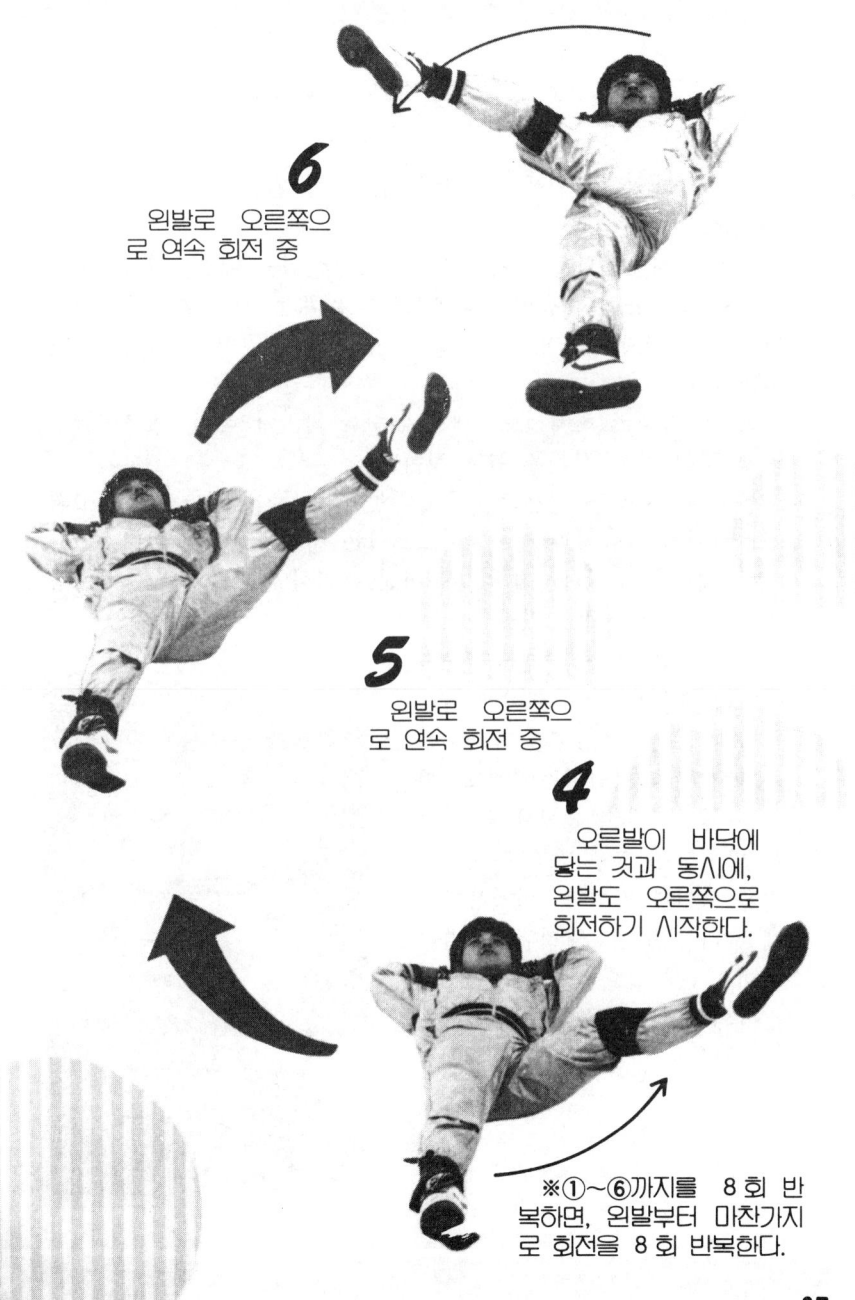

6
왼발로 오른쪽으
로 연속 회전 중

5
왼발로 오른쪽으
로 연속 회전 중

4
오른발이 바닥에
닿는 것과 동시에,
왼발도 오른쪽으로
회전하기 시작한다.

※①~⑥까지를 8회 반
복하면, 왼발부터 마찬가지
로 회전을 8회 반복한다.

스텝을 멈추고

　디스코·붐은, 과거에도 몇 번인가, 일정 기간을　두고 찾아온 것 같다.

　이런 붐이, 해외에서 처음 도래(渡來)되었을 때는, 디스코·홀의 특징도, 유럽의 유명한 디스코를　흉내낸 것이 많았다.　디스코의 원조(元祖)는 프랑스의 파리에 나치·독일이 점령해　있던 시대였다.

　독일　점령군 하에서도, 재즈 연주를 하거나 하며　젊은이들은 전쟁 중의 기분 전환을 했던 것이다.

　동시에, 사람들 눈에 잘 띄지 않는 포도주가 있는 술　창고의 지하실에서도 술집과 같이, 디스코텍은 시작되었던 것이다.

　이 때문에 우리나라에서 만들어진 본격적인 디스코텍은　프랑스풍으로, 연출되고 있었다.

　그러나 오늘날에는 압도적으로 아메리카적인 디스코텍이 많다.

　일시적으로 'Go Go'라고　하는 말이 유행되었었는데, 그 의미는 재즈나 로큰롤에서 온 '고우 망·고우 고우'라고 하는　명칭을 생략한 말이다. 이것은, '이제 많다!!'또는 '살려줘!!'라는 의미인 것 같으며, 영어와 프랑스어의 혼혈어(混血語)라고　할 수 있다.

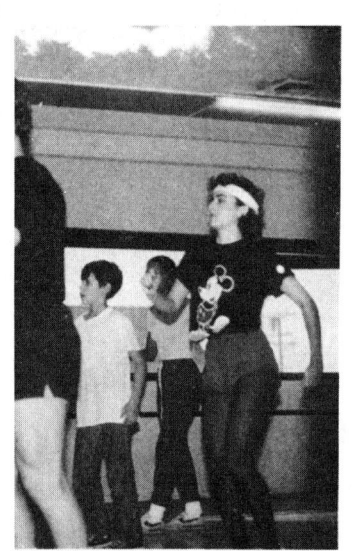

3장 기본을 이루는 베이직 · 디스코

디스코 · 댄스의 기본 스텝은, 심플하여 쉽다. 하나하나의 스텝을 착실히 연습하여, 신체로 기억할 것. 기본 스텝은, 디스코를 막연히 추는 것이 아니라, 춤추는데 필요한 신체의 움직임을 조금씩 쌓아 나가는 것. 간단하다고 가벼이 보지 말고, 몇 번이고 반복하여 추기 바란다.

현재의 댄스도 갑자기 생겨난 것이 아니고, 쭉 이전부터의 스텝을 모은 것이며, 그 시대 시대의 음악이나 패션 등의 유행에 따라, 새로운 감각의 춤이 된다.

자주 디스코 댄스를 추고 있는, 그래서 누구 보다 자신은 잘 출 수 있다고 자신을 갖고 있는 사람이라도, 어느정도 능숙하게 되면 반드시 벽에 부딪치게 된다. 그것은 벽이라고 하기 보다도, 얼마나 기본적인 것을 잘 배웠는가, 아닌가하는 춤의 깊이 문제인 것이다.

이 장(章)에서 소개하고 있는 스텝은 극히 일부분이지만, 스텝을 완전히 마스터하는 것이, 춤이 능숙해지는 비결이다.

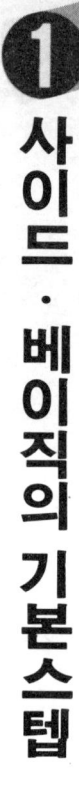

사이드 · 베이직의 기본스텝

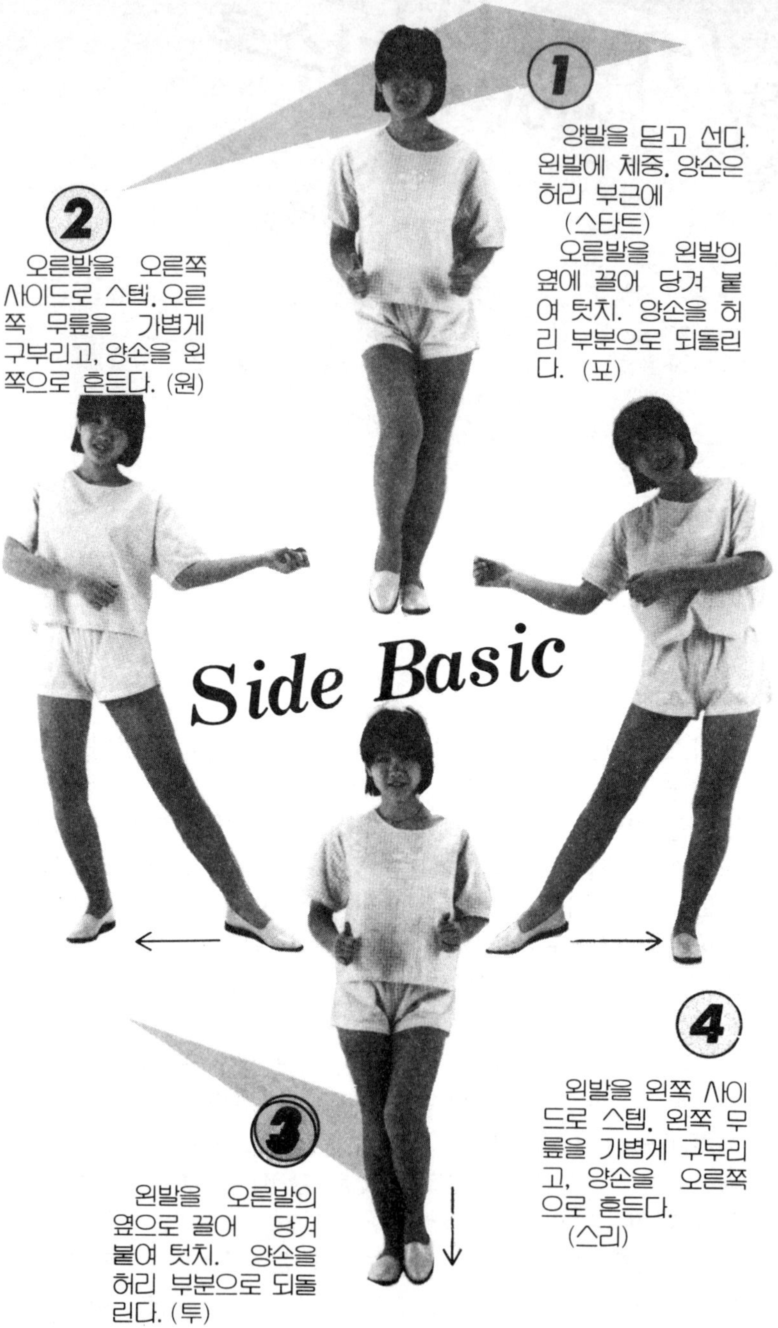

①
양발을 딛고 선다.
왼발에 체중. 양손은
허리 부근에
(스타트)
오른발을 왼발의
옆에 끌어 당겨 붙
여 텃치. 양손을 허
리 부분으로 되돌린
다. (포)

②
오른발을 오른쪽
사이드로 스텝. 오른
쪽 무릎을 가볍게
구부리고, 양손을 왼
쪽으로 흔든다. (원)

Side Basic

④
왼발을 왼쪽 사이
드로 스텝. 왼쪽 무
릎을 가볍게 구부리
고, 양손을 오른쪽
으로 흔든다.
(스리)

③
왼발을 오른발의
옆으로 끌어 당겨
붙여 텃치. 양손을
허리 부분으로 되돌
린다. (투)

40

② 프론트 · 베이직

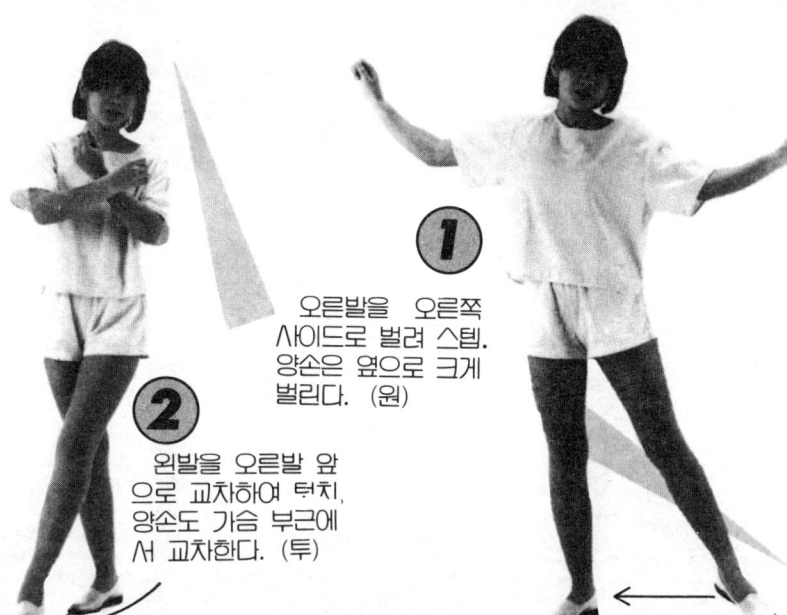

① 오른발을 오른쪽 사이드로 벌려 스텝. 양손은 옆으로 크게 벌린다. (원)

② 왼발을 오른발 앞으로 교차하여 터치, 양손도 가슴 부근에서 교차한다. (투)

Front Basic

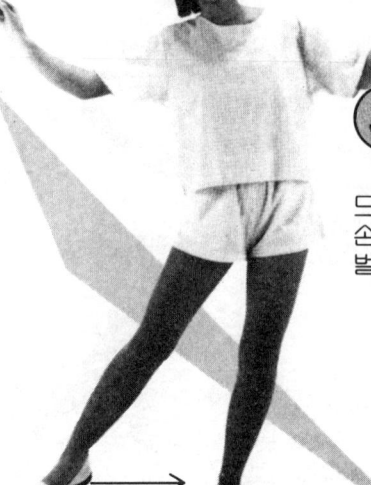

③ 왼발을 왼쪽 사이드로 벌려 스텝. 양손은 옆으로 크게 벌린다. (스리)

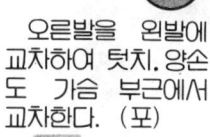

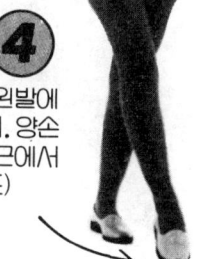

④ 오른발을 왼발에 교차하여 터치. 양손도 가슴 부근에서 교차한다. (포)

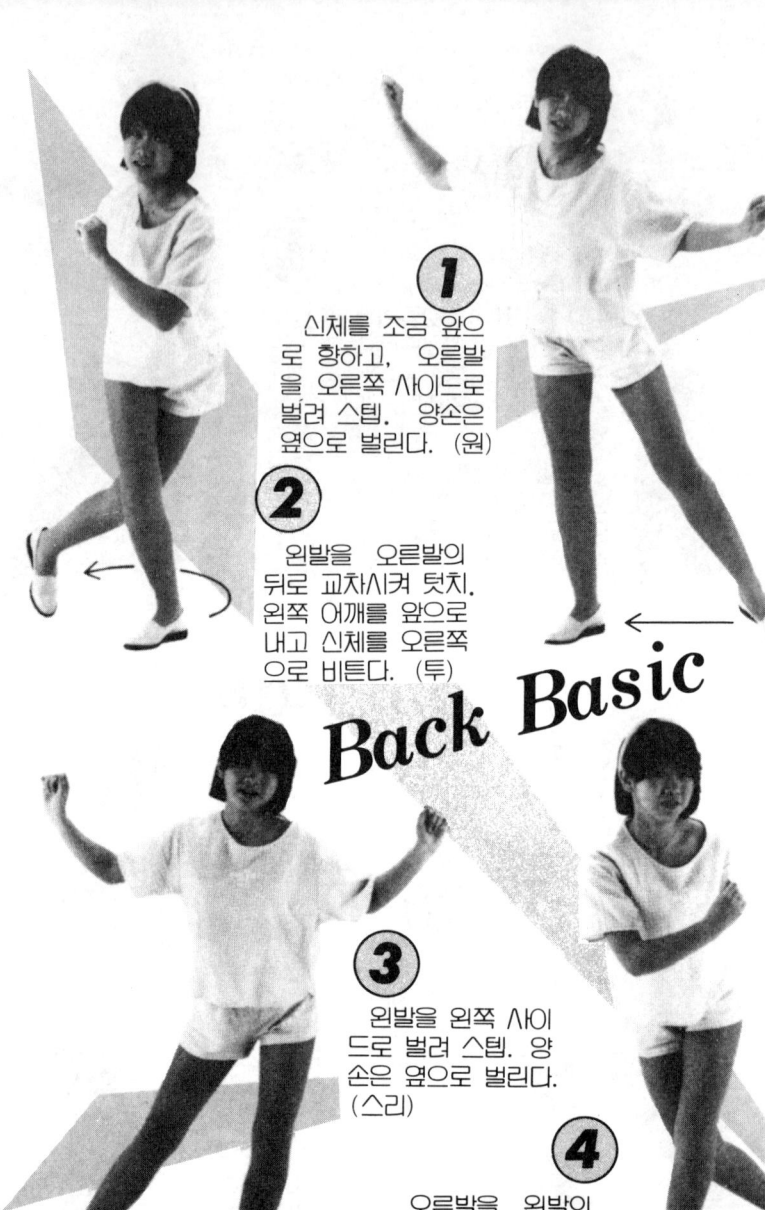

③ 백 · 베이직을 리드미컬하게 !!

①
신체를 조금 앞으로 향하고, 오른발을 오른쪽 사이드로 벌려 스텝. 양손은 옆으로 벌린다. (원)

②
왼발을 오른발의 뒤로 교차시켜 텃치. 왼쪽 어깨를 앞으로 내고 신체를 오른쪽으로 비튼다. (투)

Back Basic

③
왼발을 왼쪽 사이드로 벌려 스텝. 양손은 옆으로 벌린다. (스리)

④
오른발을 왼발의 뒤로 교차시켜 텃치. 오른쪽 어깨를 앞으로 내어 신체를 왼쪽으로 비튼다. (포)

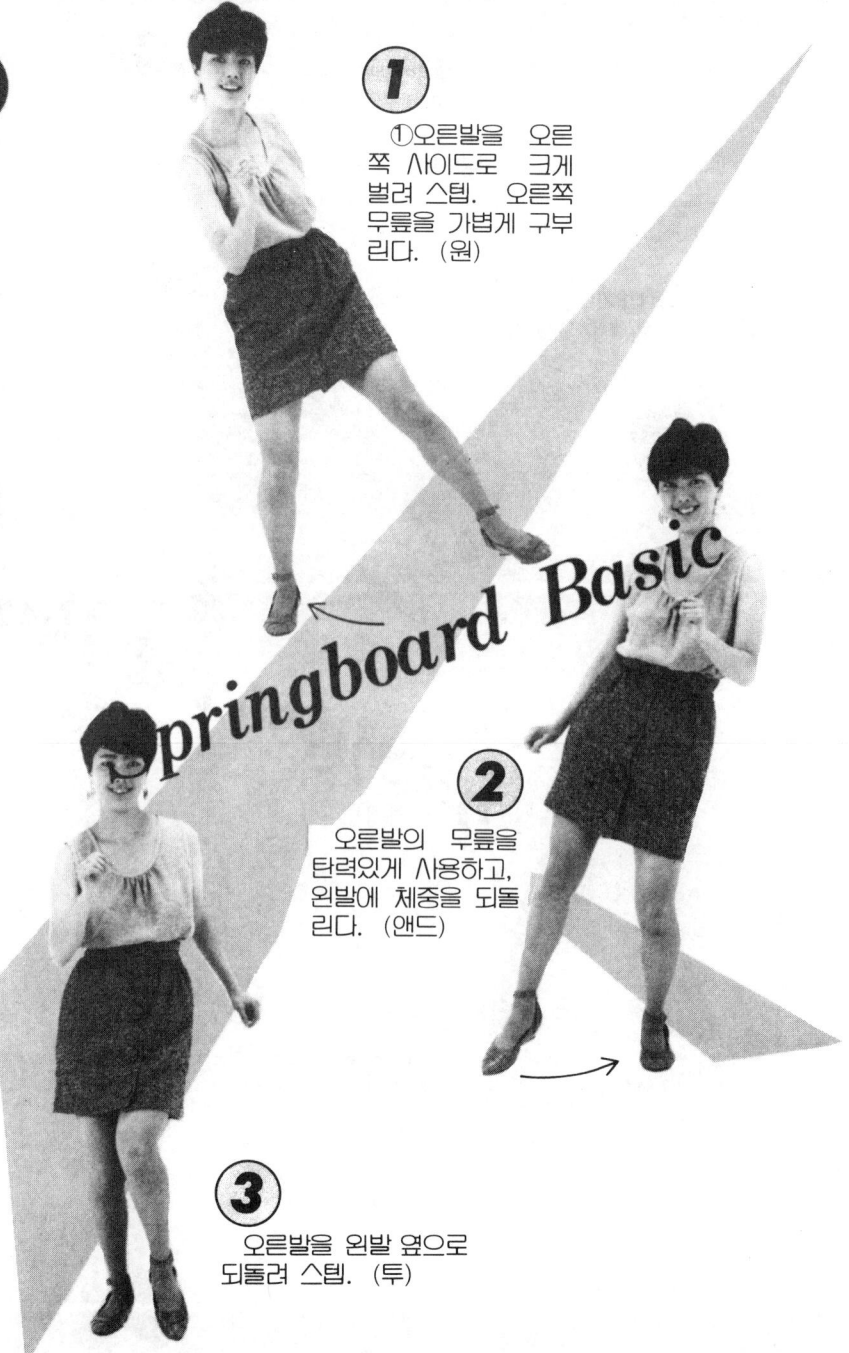

④ 스프링 보드 · 베이직은 간단

① ①오른발을 오른쪽 사이드로 크게 벌려 스텝. 오른쪽 무릎을 가볍게 구부린다. (원)

Springboard Basic

② 오른발의 무릎을 탄력있게 사용하고, 왼발에 체중을 되돌린다. (앤드)

③ 오른발을 왼발 옆으로 되돌려 스텝. (투)

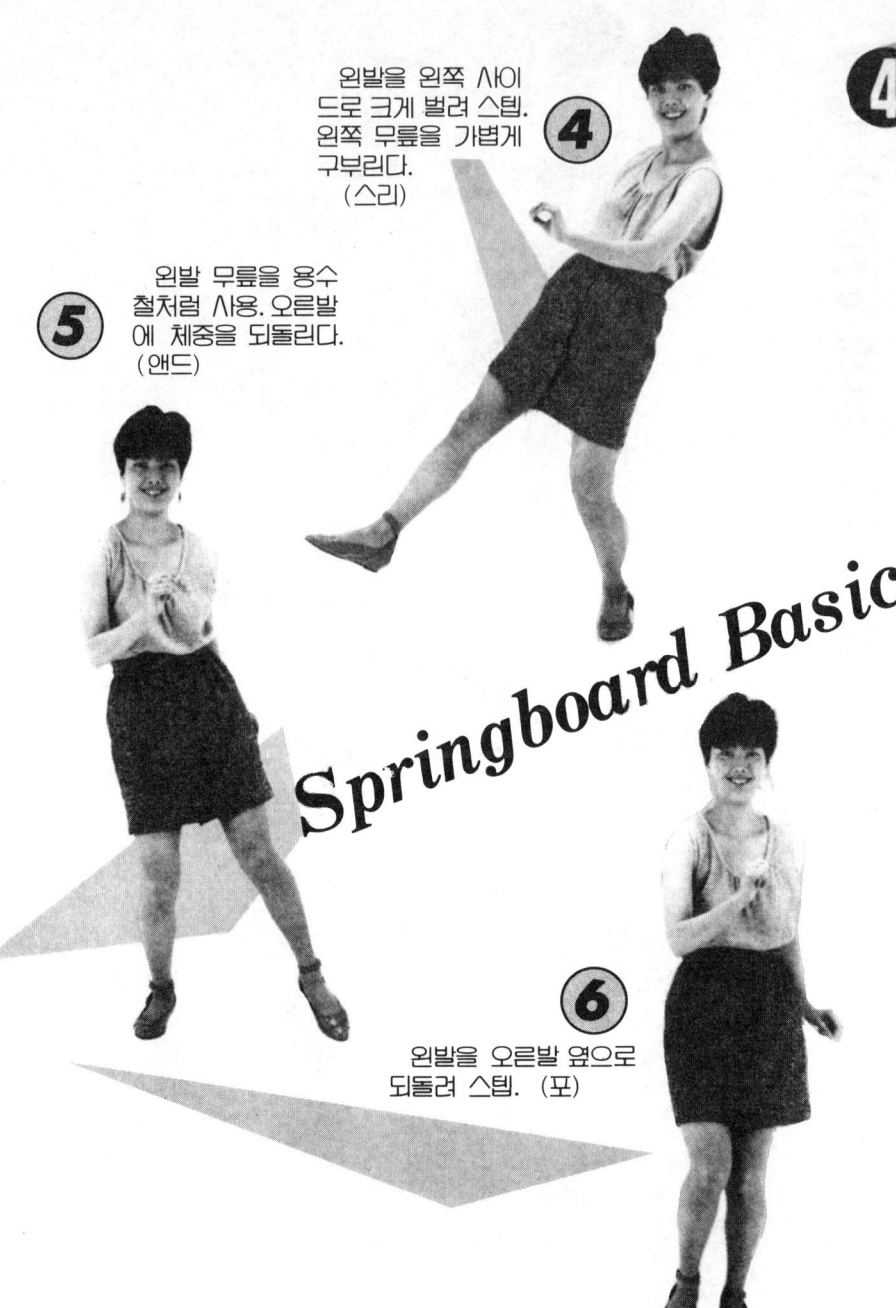

④ 왼발을 왼쪽 사이
드로 크게 벌려 스텝.
왼쪽 무릎을 가볍게
구부린다.
(스리)

⑤ 왼발 무릎을 용수
철처럼 사용. 오른발
에 체중을 되돌린다.
(앤드)

Springboard Basic

⑥ 왼발을 오른발 옆으로
되돌려 스텝. (포)

44

5 레그 · 리프트 · 베이직을 리드미컬하게 !!

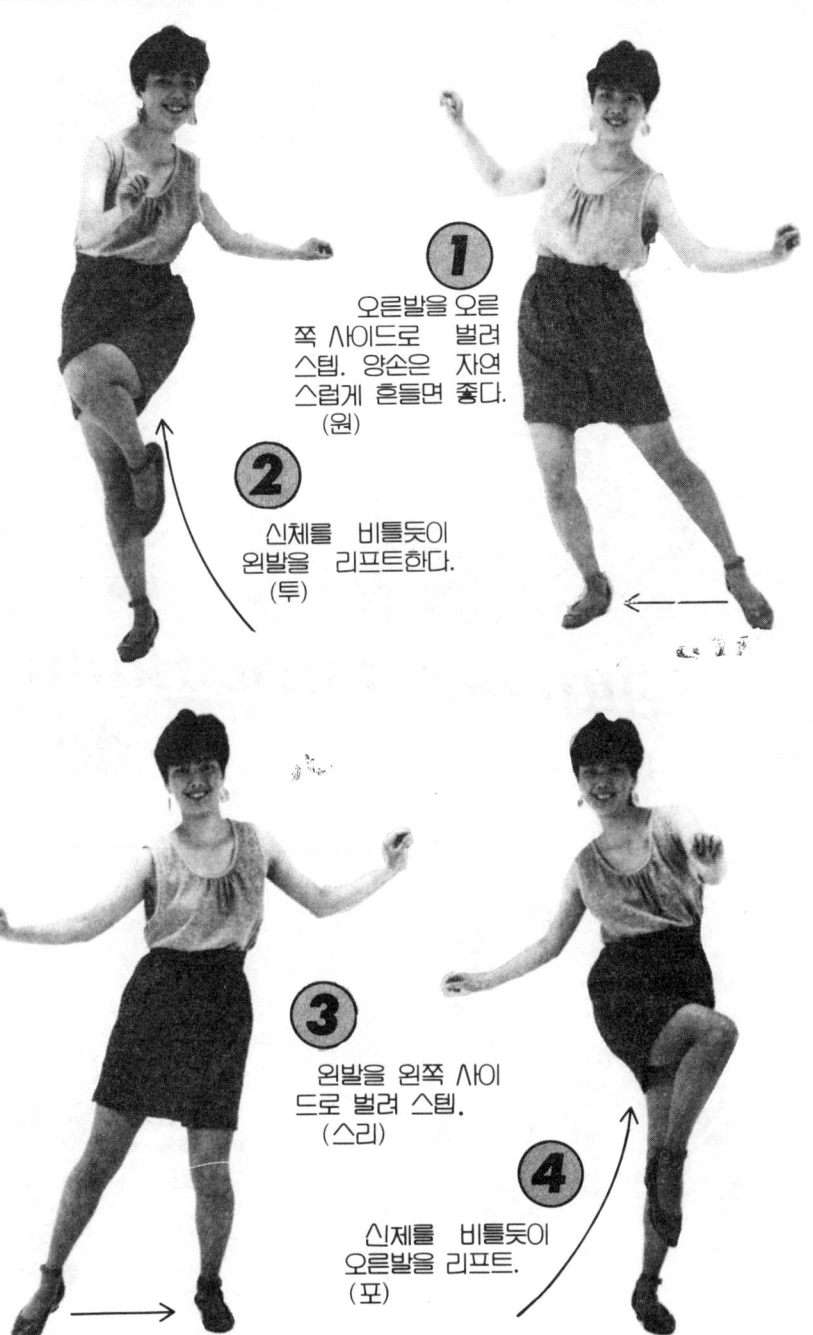

1 오른발을 오른쪽 사이드로 벌려 스텝. 양손은 자연스럽게 흔들면 좋다. (원)

2 신체를 비틀듯이 왼발을 리프트한다. (투)

3 왼발을 왼쪽 사이드로 벌려 스텝. (스리)

4 신체를 비틀듯이 오른발을 리프트. (포)

45

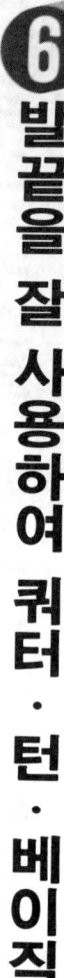

6 발끝을 잘 사용하여 쿼터 · 턴 · 베이직

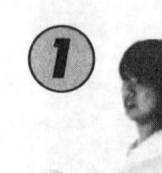

오른발의 발끝을 오른쪽 사이드로 향하여 하프 · 밸런스 (반분 체중). 신체를 앞으로 향하고 왼손을 앞으로 흔들어 낸다. (원)

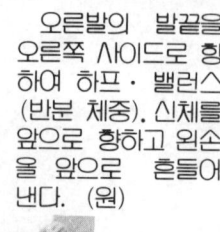

오른발에 체중을 충분히 얹어 왼쪽으로 4 분의 1 회전. 동시에 왼발을 오른발의 옆으로 끌어 당겨 붙여 탑. (투)

Quarter Turn Basic

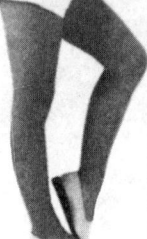

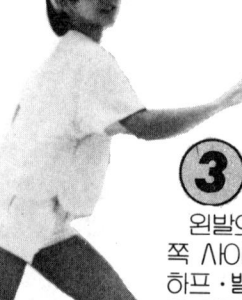

왼발의 발끝을 왼쪽 사이드로 향하여 하프 · 밸런스. 오른손을 앞으로 흔들어 내고 신체를 앞으로 향한다. (스리)

왼발에 체중을 충분히 얹어 오른쪽으로 4 분의 1 회전. 동시에 오른발을 왼발의 옆으로 당겨 붙여 탑. 왼쪽을 앞으로 내 찌른다. (푸)

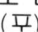

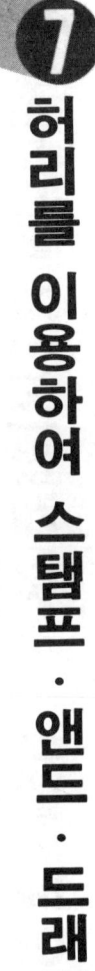

7

허리를 이용하여 스탬프 · 앤드 · 드래그

앞으로 낸 오른발을, 왼발 옆으로 당겨 붙여 간다. (투)

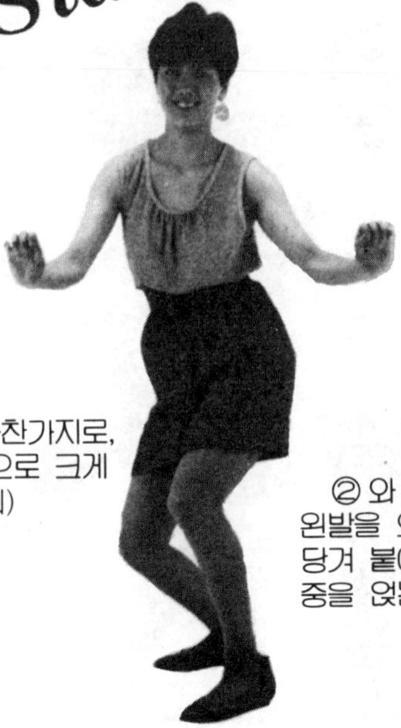

2

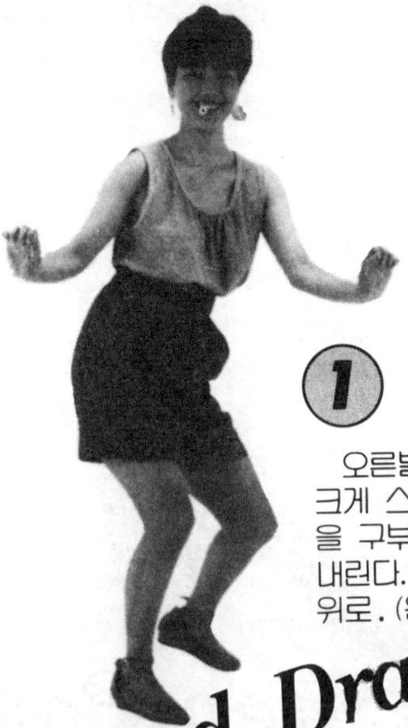

1

오른발을 앞으로 크게 스텝. 양 무릎을 구부리고 허리를 내린다. 양 손목을 위로. (원)

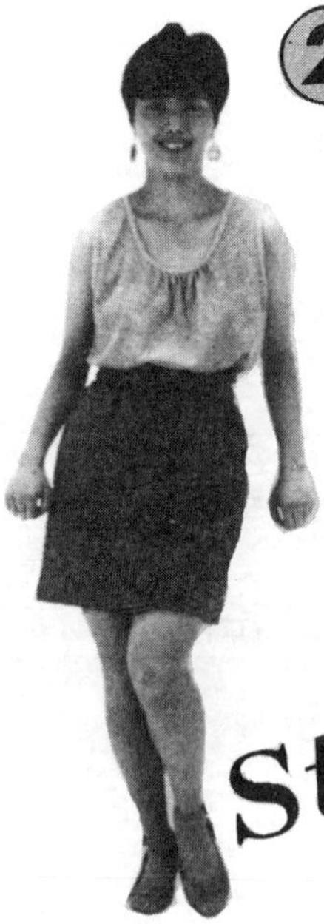

Stamp and Drag

①과 마찬가지로, 왼발을 앞으로 크게 스텝. (스리)

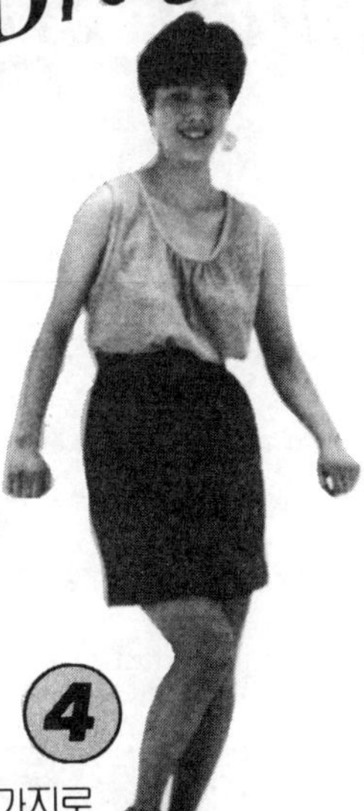

4

②와 마찬가지로, 왼발을 오른발 옆에 당겨 붙여 가며 체중을 얹는다. (포)

47

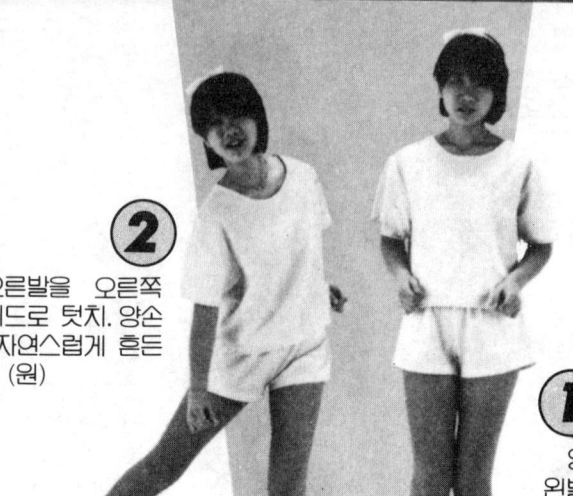

⑧ 양손을 자연스럽게 텃치 · 스텝 · 베이직

② 오른발을 오른쪽 사이드로 텃치. 양손을 자연스럽게 흔든다. (원)

Touch Step Basic

① 양발을 딛고 서서, 왼발에 체중. (스타트) 왼발을 오른발 옆으로 되돌려 스텝. (포)

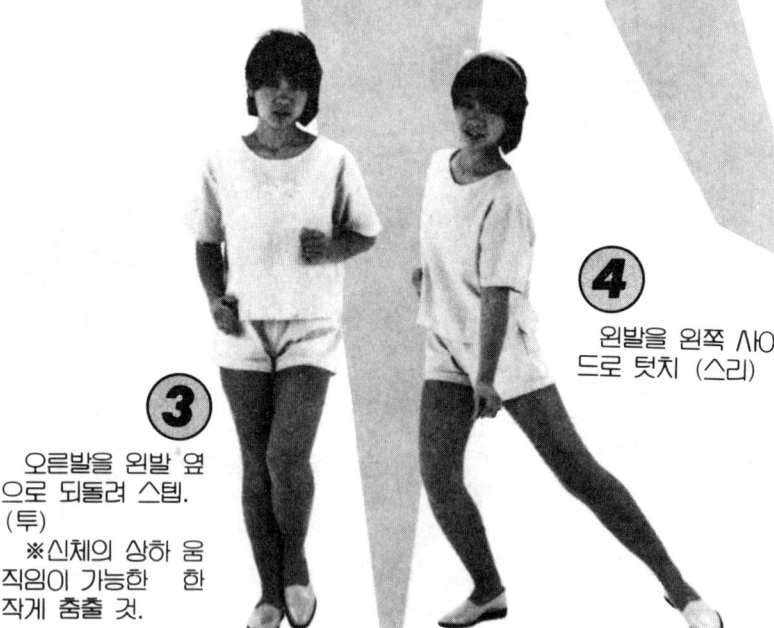

④ 왼발을 왼쪽 사이드로 텃치 (스리)

③ 오른발을 왼발 옆으로 되돌려 스텝. (투) ※신체의 상하 움직임이 가능한 한 작게 춤출 것.

48

⑨ 터닝·베이직으로 1회전

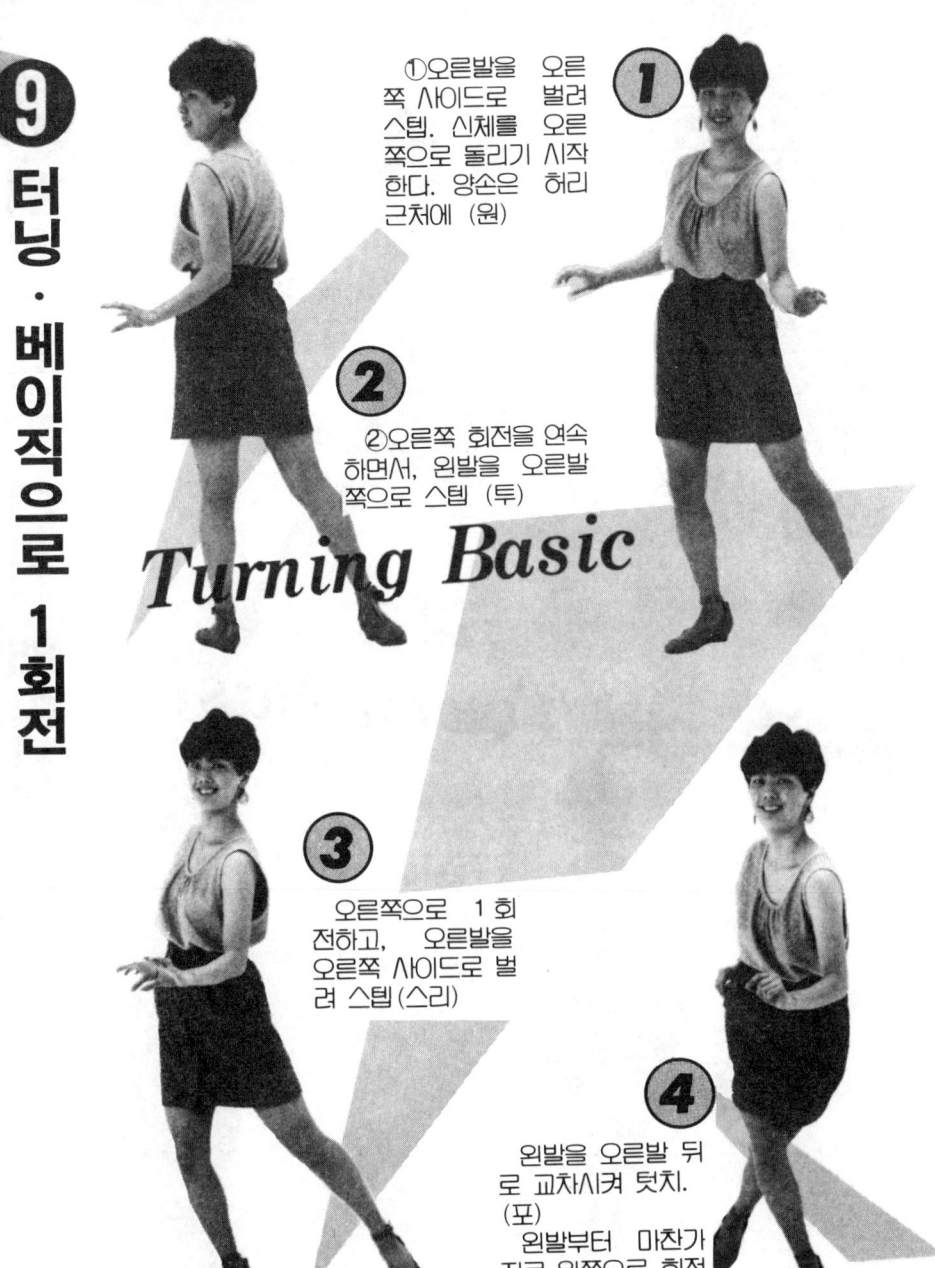

①오른발을 오른 쪽 사이드로 벌려 스텝. 신체를 오른 쪽으로 돌리기 시작 한다. 양손은 허리 근처에 (원)

②오른쪽 회전을 연속 하면서, 왼발을 오른발 쪽으로 스텝 (투)

Turning Basic

오른쪽으로 1회 전하고, 오른발을 오른쪽 사이드로 벌 려 스텝(스리)

왼발을 오른발 뒤 로 교차시켜 텃치. (포) 왼발부터 마찬가 지로 왼쪽으로 회전 시켜 본다.

49

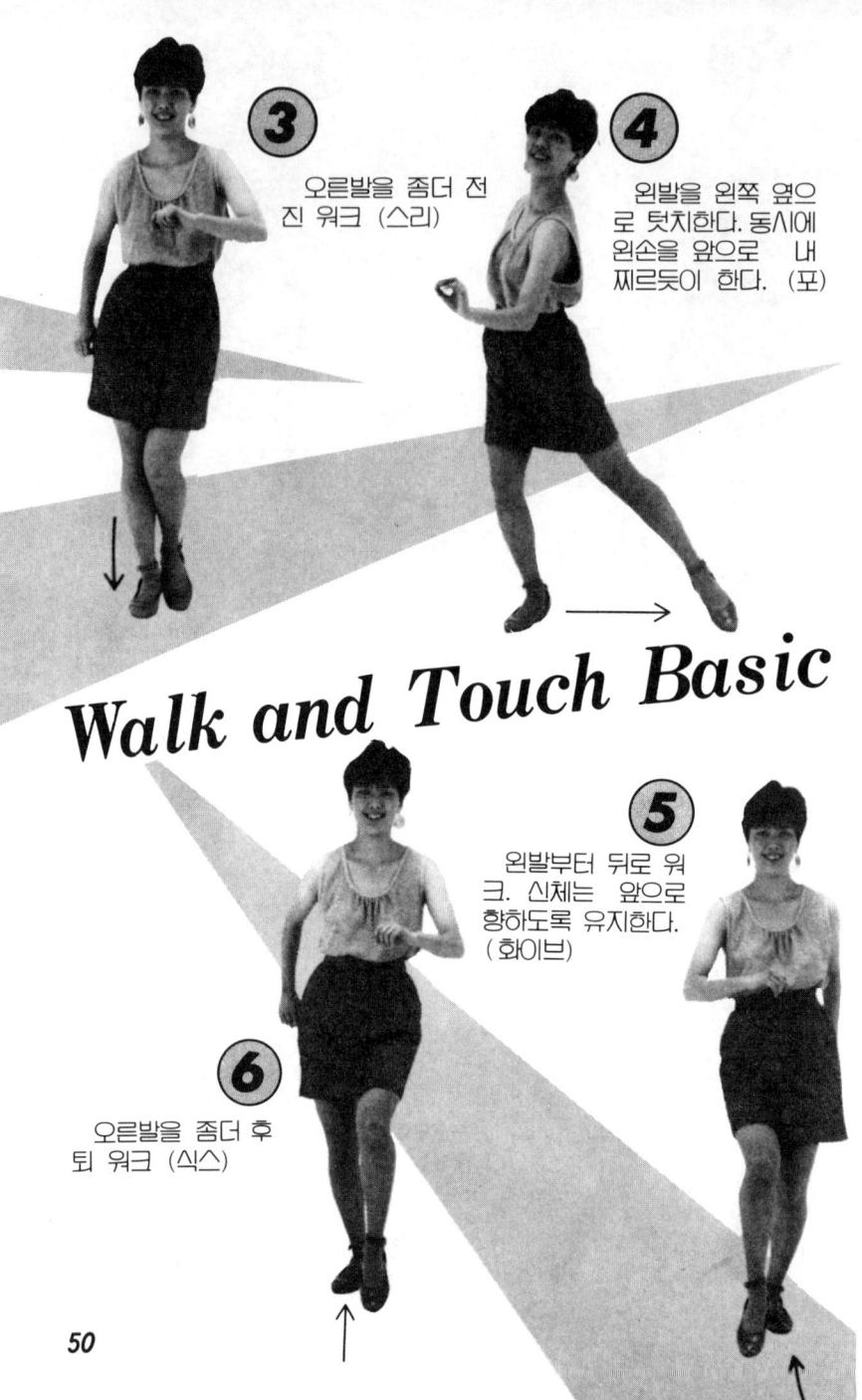

③ 오른발을 좀더 전진 워크 (스리)

④ 왼발을 왼쪽 옆으로 텃치한다. 동시에 왼손을 앞으로 내찌르듯이 한다. (포)

Walk and Touch Basic

⑤ 왼발부터 뒤로 워크. 신체는 앞으로 향하도록 유지한다. (화이브)

⑥ 오른발을 좀더 후퇴 워크 (식스)

⑩ 워크 · 앤드 · 터치 · 베이직을 마스터하자

50

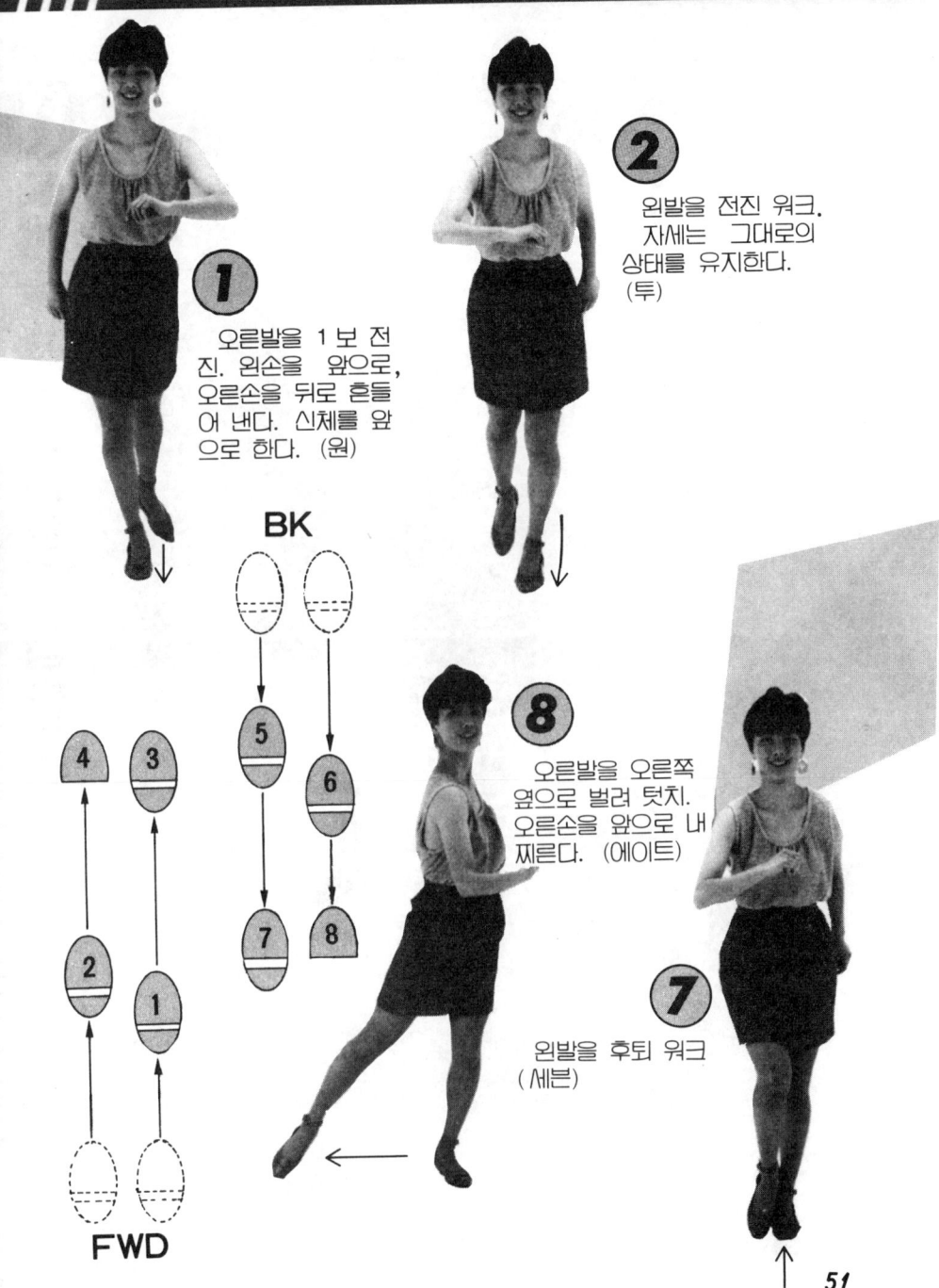

1 오른발을 1보 전진. 왼손을 앞으로, 오른손을 뒤로 흔들어 낸다. 신체를 앞으로 한다. (원)

2 왼발을 전진 워크. 자세는 그대로의 상태를 유지한다. (투)

BK

5

6

7

8

4

3

2

1

FWD

8 오른발을 오른쪽 옆으로 벌려 텃치. 오른손을 앞으로 내찌른다. (에이트)

7 왼발을 후퇴 워크 (세븐)

51

Travolta Point

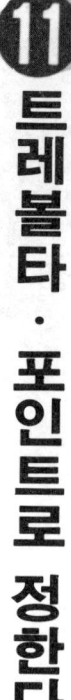

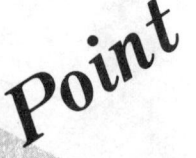

① 오른발의 발끝을 오른쪽 사이드로 텃치. 허리를 뒤로 쭉 당기고, 오른손을 높이 올린다.

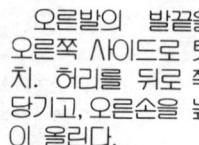

② 체중을 오른발에 엎고 허리를 뒤로 쭉 당긴다. 오른손을 왼쪽 아래로.

③ 1 과 마찬가지로, 왼발의 발끝을 왼쪽 사이드로 텃치.

1, 2 로 춤추고, 다음에는 1, 3 으로 연속하여 연습하도록 한다.

52

⑫ 로우리 · 포우리

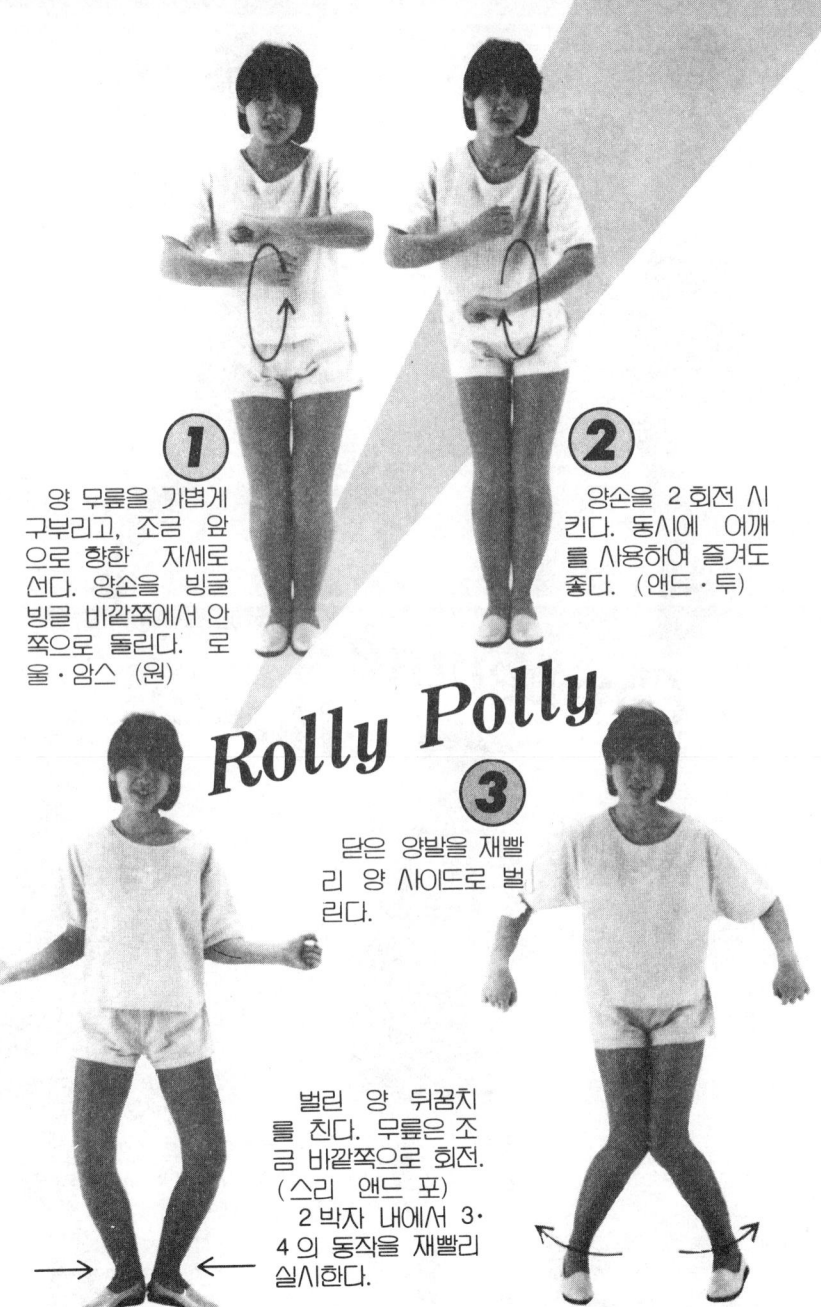

① 양 무릎을 가볍게 구부리고, 조금 앞으로 향한 자세로 선다. 양손을 빙글빙글 바깥쪽에서 안쪽으로 돌린다. 로울 · 암스 (원)

② 양손을 2 회전 시킨다. 동시에 어깨를 사용하여 즐겨도 좋다. (앤드 · 투)

Rolly Polly

③ 닫은 양발을 재빨리 양 사이드로 벌린다.

벌린 양 뒤꿈치를 친다. 무릎은 조금 바깥쪽으로 회전. (스리 앤드 포) 2 박자 내에서 3 · 4 의 동작을 재빨리 실시한다.

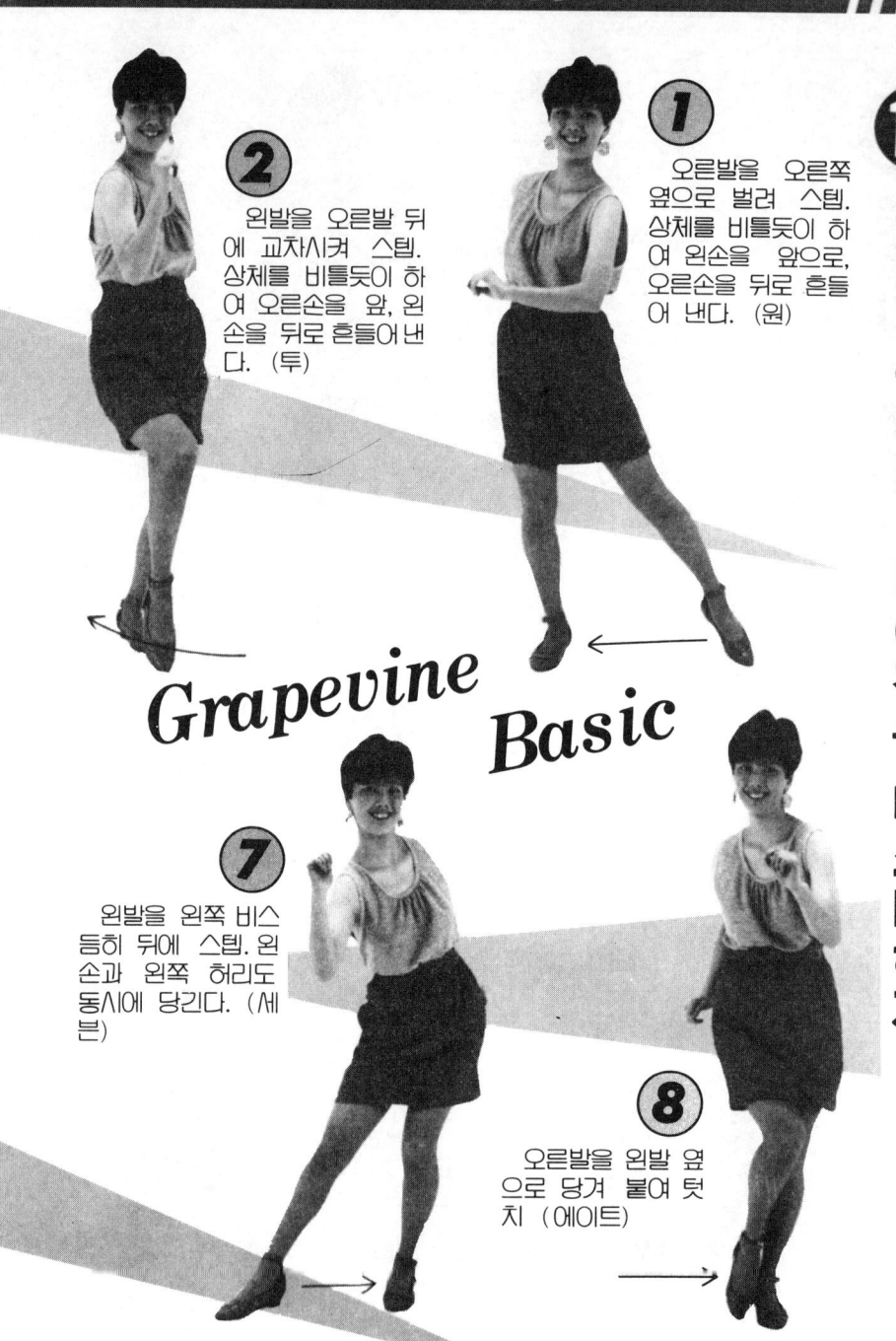

② 왼발을 오른발 뒤에 교차시켜 스텝. 상체를 비틀듯이 하여 오른손을 앞, 왼손을 뒤로 흔들어 낸다. (투)

① 오른발을 오른쪽 옆으로 벌려 스텝. 상체를 비틀듯이 하여 왼손을 앞으로, 오른손을 뒤로 흔들어 낸다. (원)

Grapevine *Basic*

⑦ 왼발을 왼쪽 비스 듬히 뒤에 스텝. 왼손과 왼쪽 허리도 동시에 당긴다. (세 븐)

⑧ 오른발을 왼발 옆 으로 당겨 붙여 텃 치 (에이트)

54

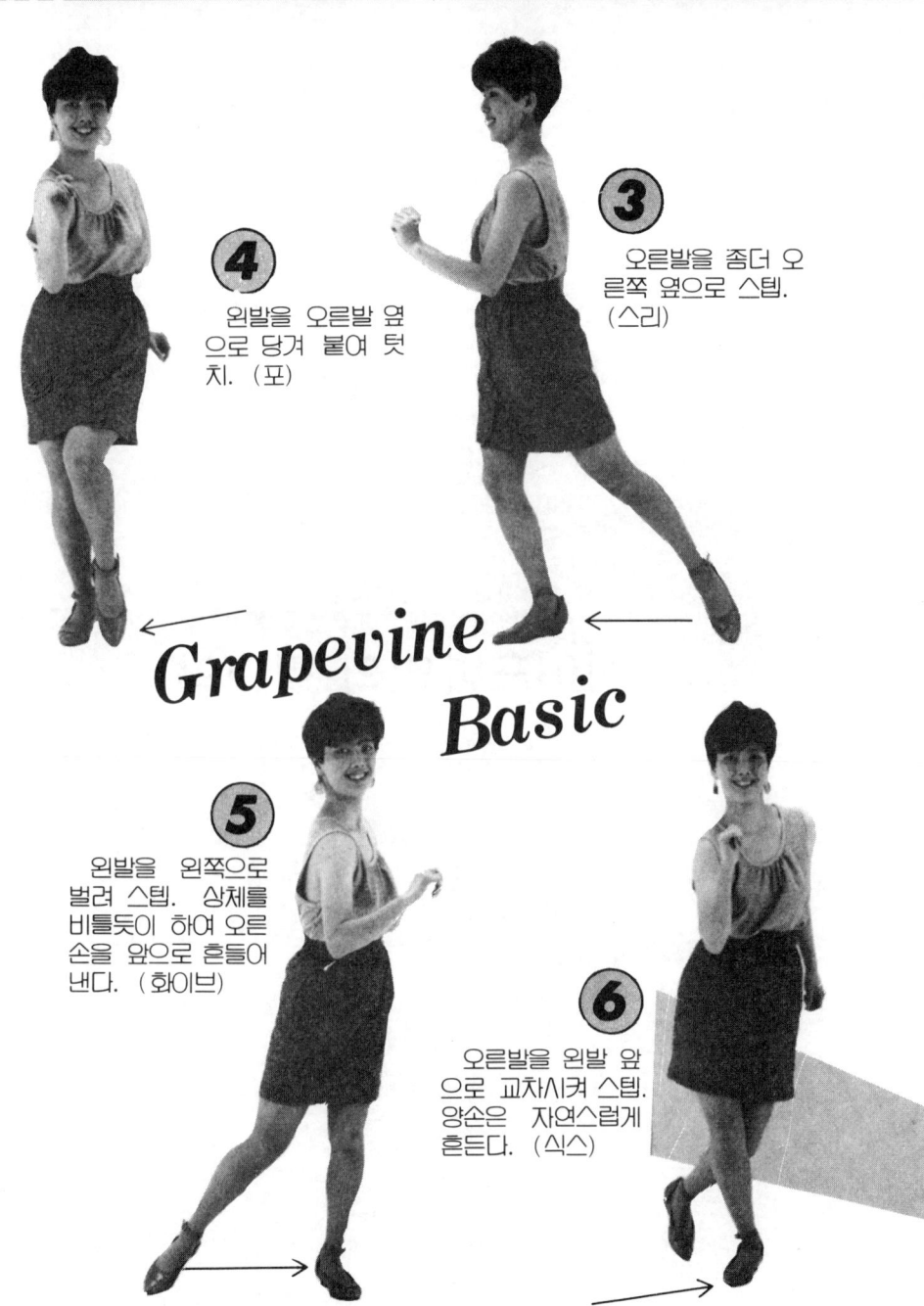

4 왼발을 오른발 옆으로 당겨 붙여 텃치. (포)

3 오른발을 좀더 오른쪽 옆으로 스텝. (스리)

Grapevine
Basic

5 왼발을 왼쪽으로 벌려 스텝. 상체를 비틀듯이 하여 오른손을 앞으로 흔들어낸다. (화이브)

6 오른발을 왼발 앞으로 교차시켜 스텝. 양손은 자연스럽게 흔든다. (식스)

55

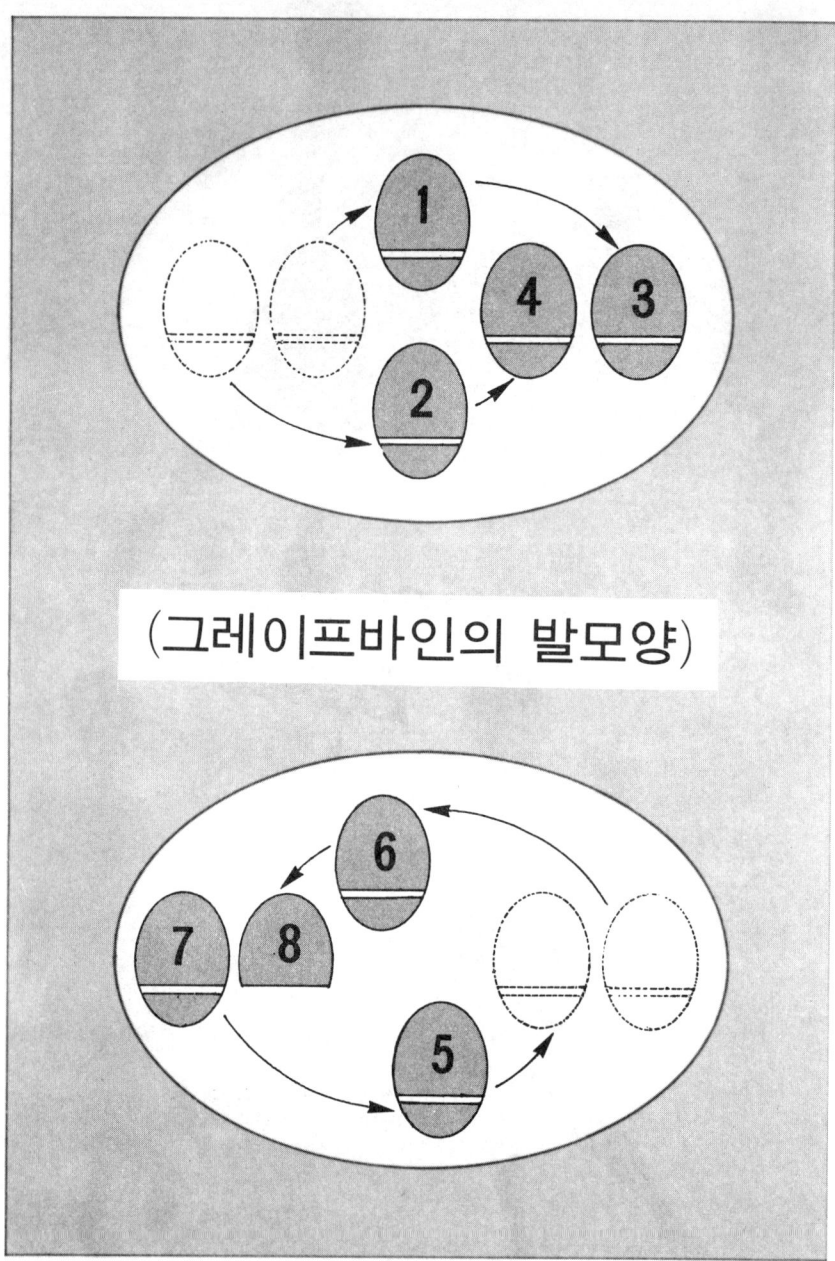

(그레이프바인의 발모양)

14

기분은 최고! 킥·스텝·텃치

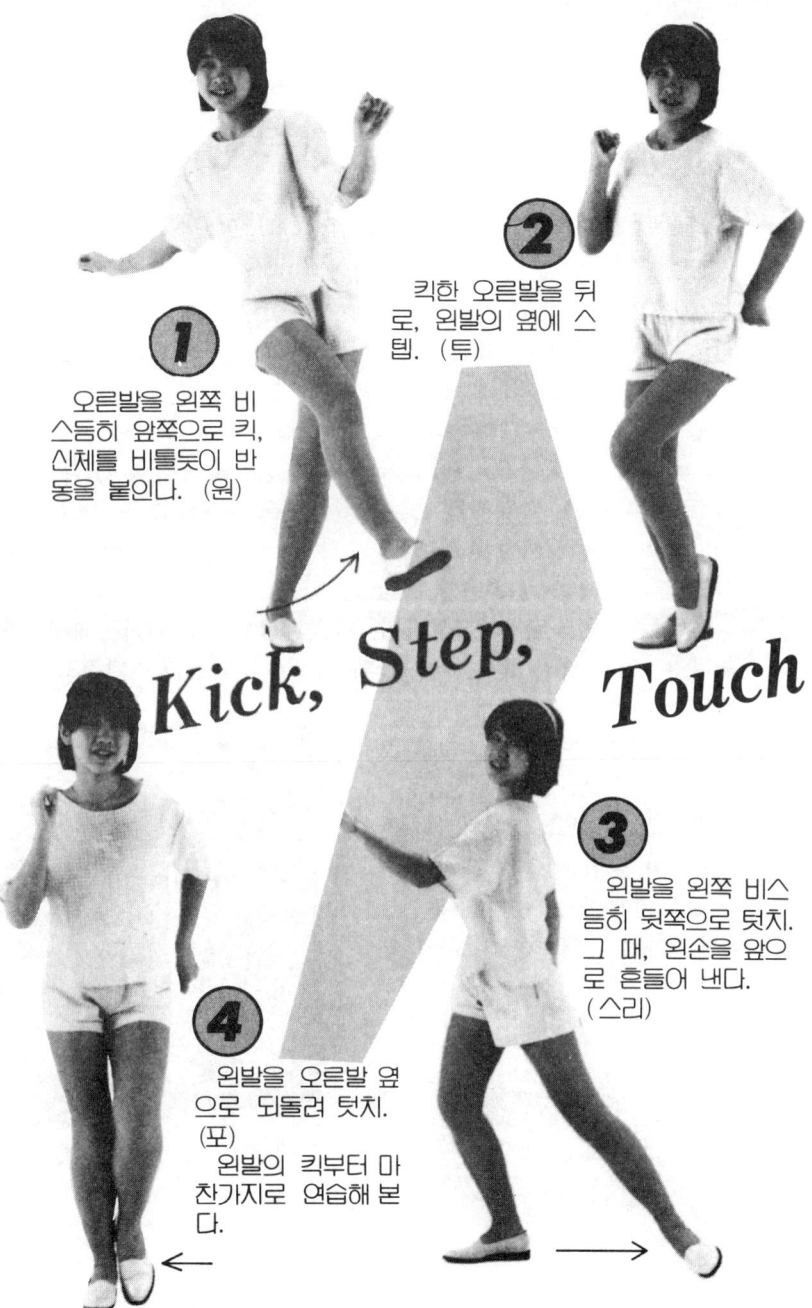

1 오른발을 왼쪽 비스듬히 앞쪽으로 킥, 신체를 비틀듯이 반동을 붙인다. (원)

2 킥한 오른발을 뒤로, 왼발의 옆에 스텝. (투)

3 왼발을 왼쪽 비스듬히 뒷쪽으로 텃치. 그 때, 왼손을 앞으로 흔들어 낸다. (스리)

4 왼발을 오른발 옆으로 되돌려 텃치. (포) 왼발의 킥부터 마찬가지로 연습해 본다.

Kick, Step, Touch

스텝을 멈추고

디스코·댄스의 뿌리가 어디냐 라고 한다면, 그것은 유럽이라고 말 할 수 있다. 유럽에서 태어나, 미국에 건너가 폭발적인 붐을 일으킨 디스코 열풍은 세계 각지로 퍼져갔다.

이 붐의 기폭제가 됐던 것은, 당시의 젊은이들이었다. 이런 의미에서, 디스코는 프로 댄서가 만들어낸 것이 아닌 자연 발생적으로 젊은이들 사이에서 태어났고, 성장했다고 생각할 수 있다. 디스코라는 단어는, 젊은이들의 신체의 혈기를 뜨겁게 했다.

'디스코'라는 말의 어원은, disco thégue 라고 프랑스어이다. bibliothéque라는 단어와, 레코드의 disc 이라는 단어의 합성어이다.

본래는 레코드 가게라는 의미, 즉, 레코드·숍 이라는데서 변화되어, 레코드를 걸고 춤출 스페이스가 있는 곳을 '디스코'라고 부르게 되었다.

그러므로, '디스코'는 오디오 문화가 낳은 위대한 부산물이라고 말 할 수 있을 것이다. 디스코·홀이 점점 세워지고 경영자는 벤드에게 돈을 주지 않아도 되며, 손님은 새로운 감각의 댄스·스포츠를 즐기는 것이다.

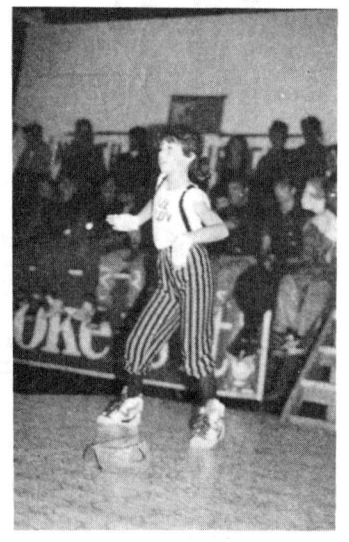

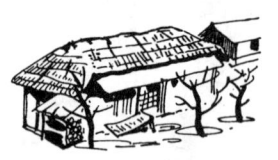

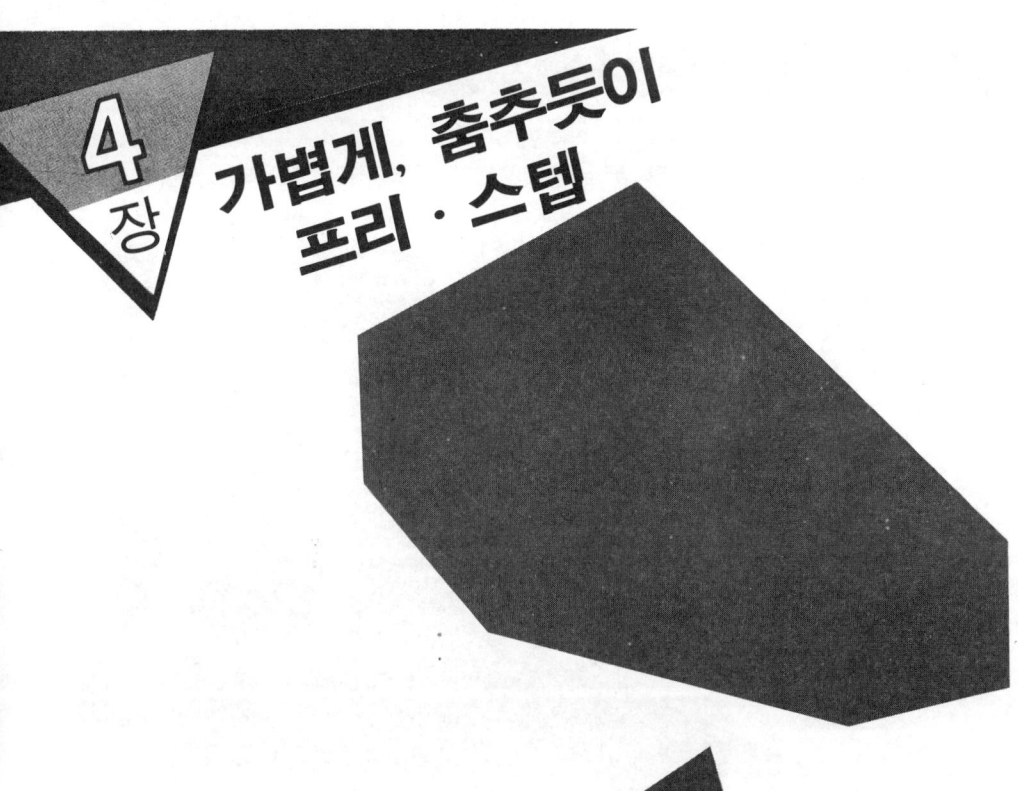

4장 가볍게, 춤추듯이 프리·스텝

　실제로 디스코로 실시하여, 이내 쓰이는, 춤추는　스텝을 소개해 보겠다. 디스코에서 다른 사람보다 눈에 띄려고 생각하여, 매우 어려운 몸짓을 하여, 다른 사람을 눌러, 그 장소의 분위기를 깨거나 해서는 안된다. 어차피, 여러사람이 즐겁게 춤추고 있는 곳이므로, 음악이나 무드에 따라, 그 장소에 맞는 스텝을 밟는 것이 좋다.

　반대로, 스텝을 많이 외우고 있어도,　창피하거나, 소극적이어서도 안된다.

　이 프리·스텝은, 거의 대부분 4비이트 에서　8비이트로 짧기 때문에, 외우기 쉽다. 디스코·홀에서 춤출 때는, 많은 스텝을 구사하려 하지 말고, 뮤직을 타며, 주위의 사람들과 즐거운 무드로 춤추는 것이 중요하다.

　프리·스텝을 출 때 주목해야 할 것은, 발의 형에만 신경 쓰지 말고, 보디가 리듬을 타도록, 손이나 얼굴 등도 애드리브를 넣어, 자유로이 표현하도록 한다.

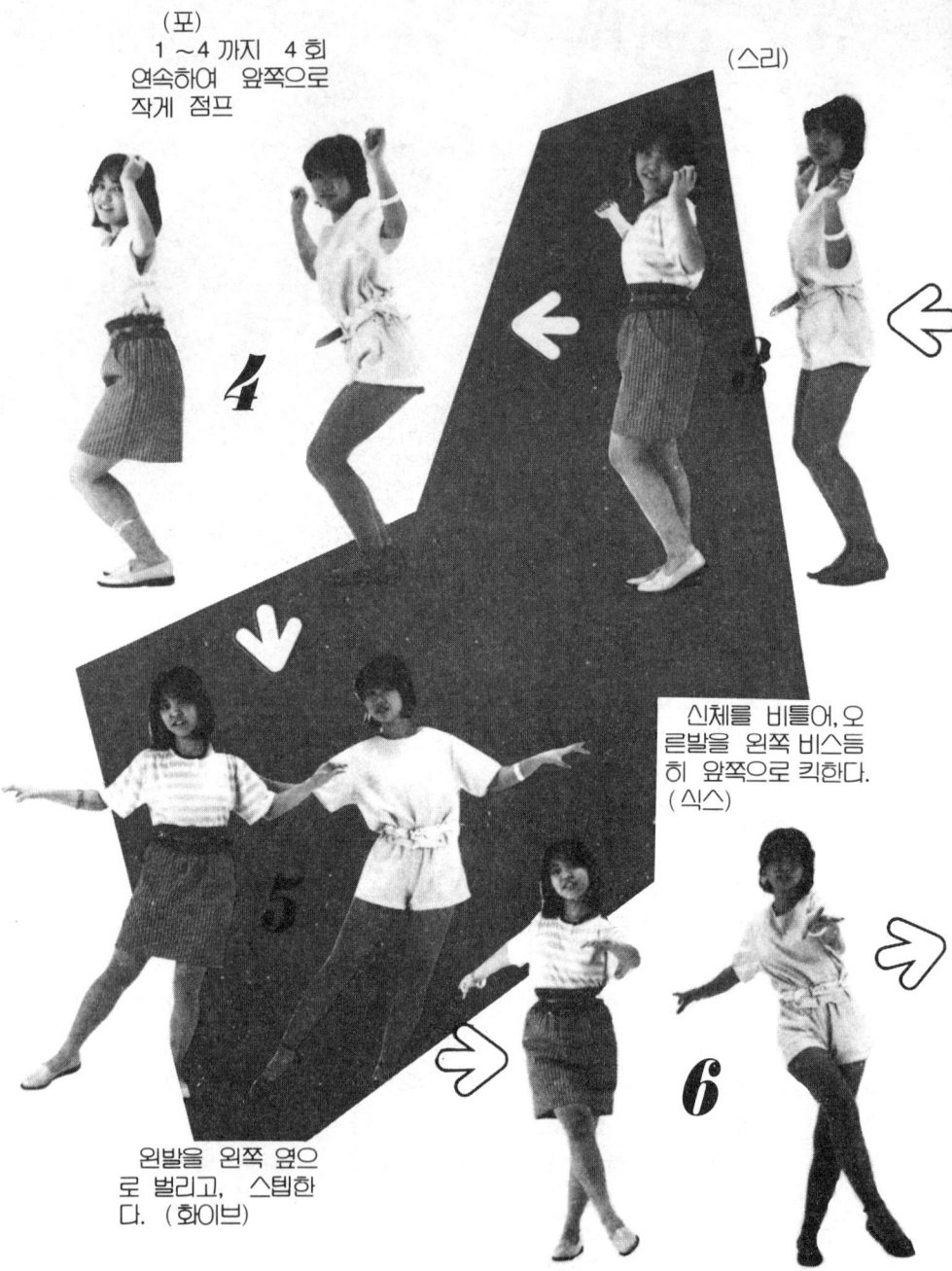

(포)
1 ~ 4 까지 4 회
연속하여 앞쪽으로
작게 점프

(스리)

4

신체를 비틀어, 오
른발을 왼쪽 비스등
히 앞쪽으로 킥한다.
(식스)

5

6

왼발을 왼쪽 옆으
로 벌리고, 스텝한
다. (화이브)

양발을 닫고 양손을 높이 올리고, 무릎을 굽혔다 펴면서 앞으로 뛴다. (작은 점프) (원)

(투)

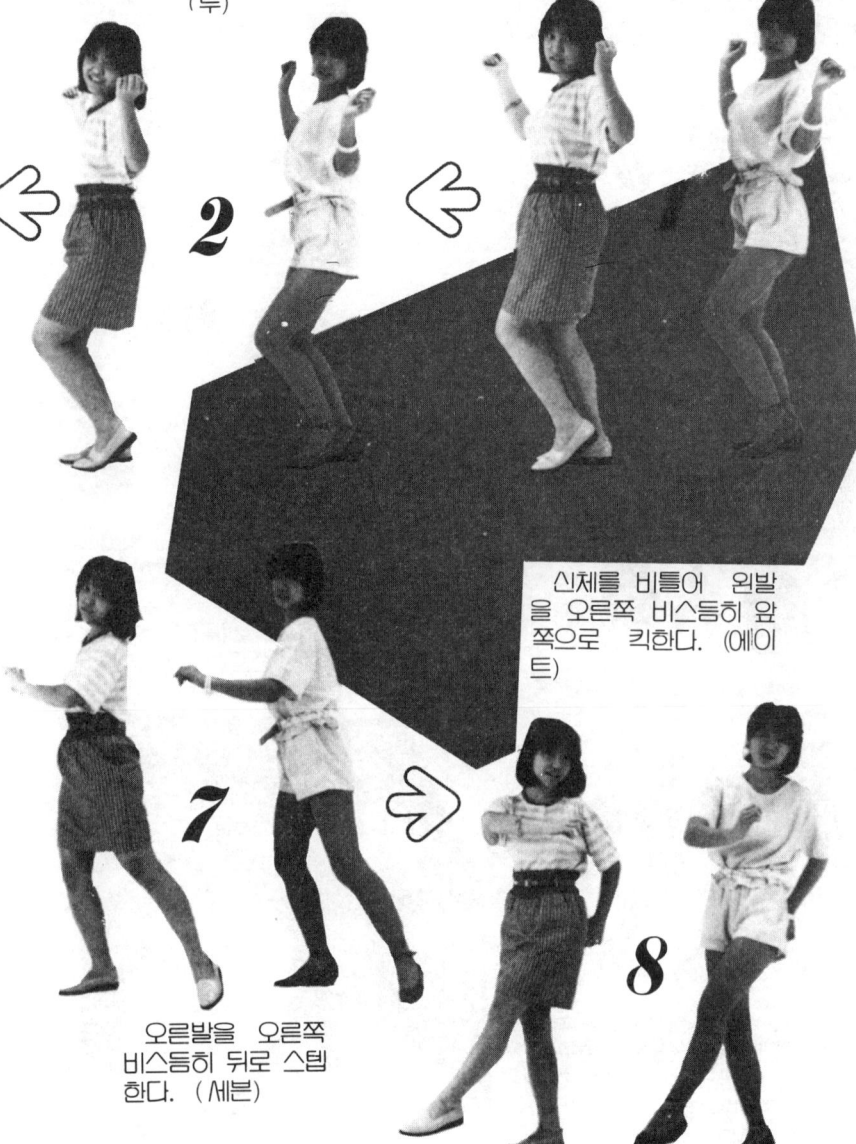

신체를 비틀어 왼발을 오른쪽 비스듬히 앞쪽으로 킥한다. (에이트)

오른발을 오른쪽 비스듬히 뒤로 스텝한다. (세븐)

발의 움직임이 포인트! 점프 & 스라이드

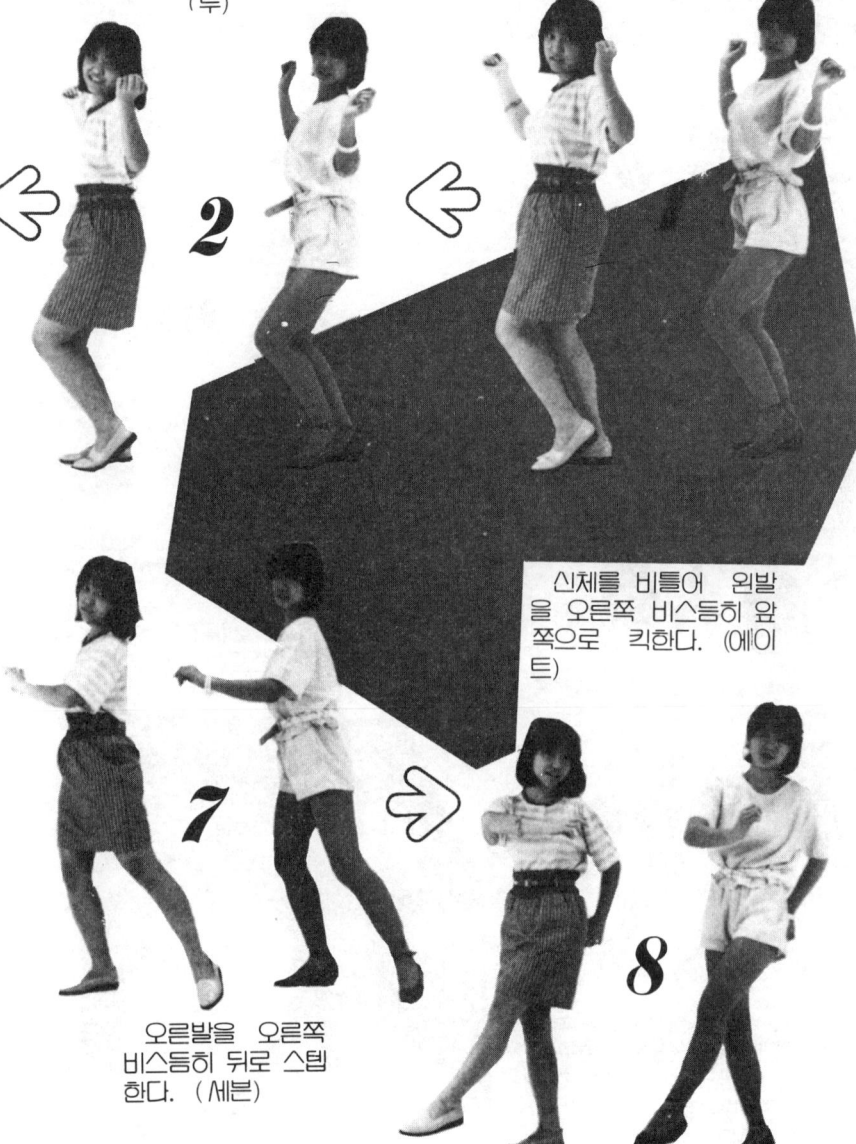

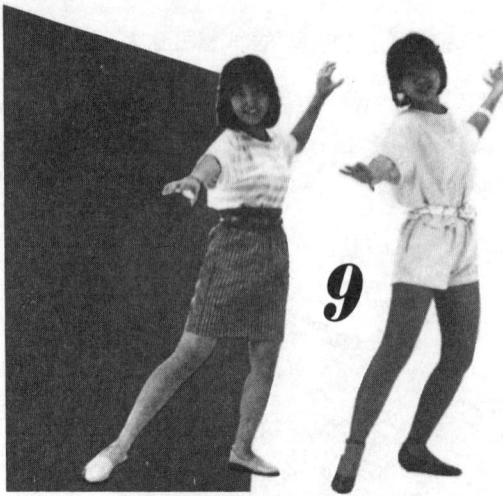

9

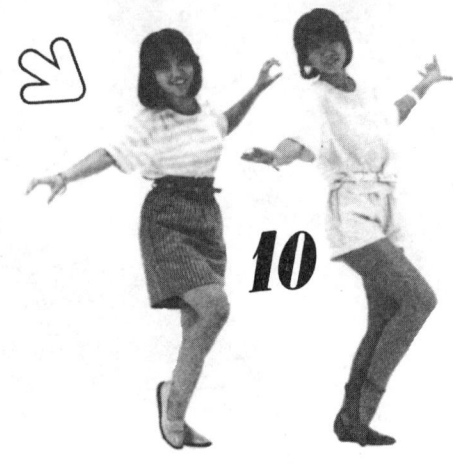

오른발을 왼발 옆에 당겨 붙여 텃치한다. (스리)

10

킥한 왼발을 왼쪽 뒤로 크게 벌리고, 스텝. 왼손을 높게 올리고, 왼쪽 허리를 강하게 뒤로 당기면서, 오른발을 왼발에 당겨 붙인다. (원 투)

신체를 비틀어, 오른발을 왼쪽 비스듬히 앞으로 킥. (포)

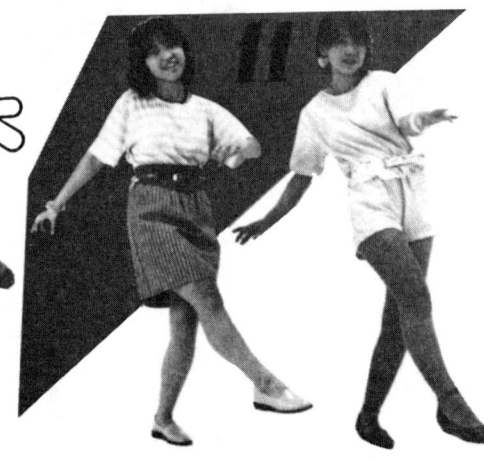

11

킥한 오른발을 오른쪽 뒤로 크게 당겨 스텝. 오른손을 높이 올리고, 오른쪽 허리를 강하게 뒤로 당기는 것과 동시에, 왼발을 당겨 붙인다. (화이브·식스)

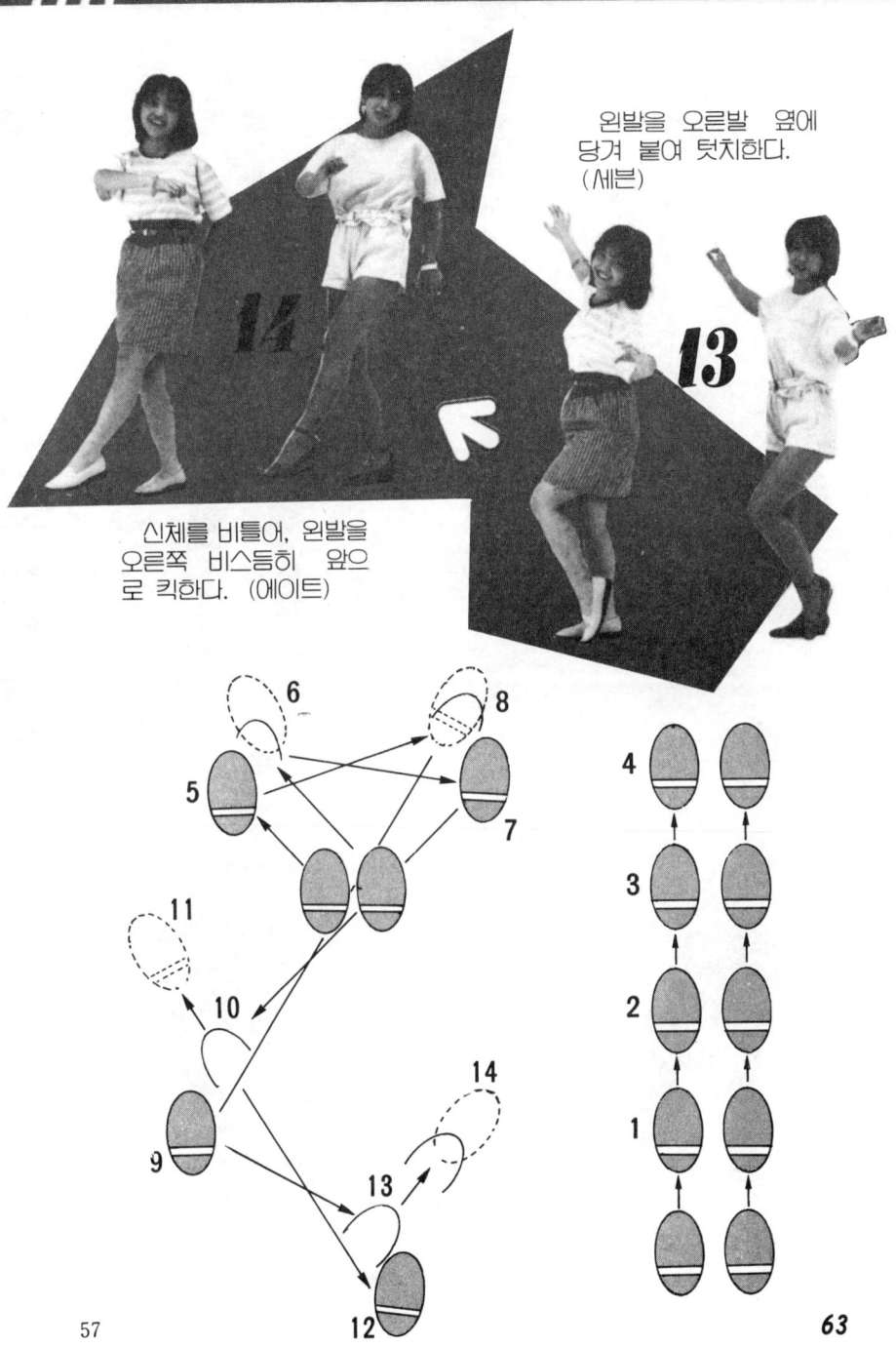

왼발을 오른발 옆에
당겨 붙여 텃치한다.
(세븐)

신체를 비틀어, 왼발을
오른쪽 비스듬히 앞으
로 킥한다. (에이트)

57

포 · 코우너즈로 섹시하게

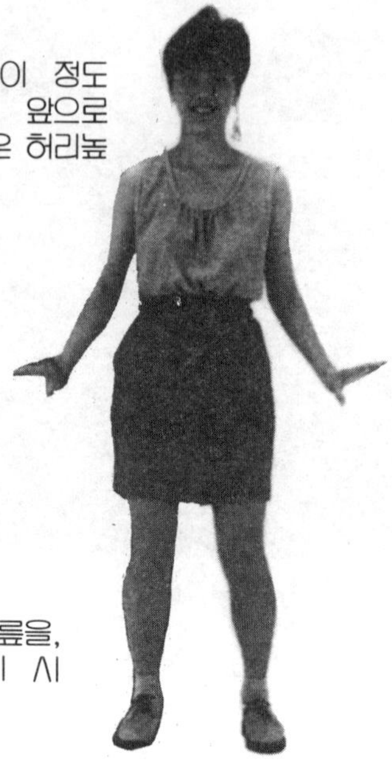

2

양발을 어깨 넓이 정도로 벌리고, 조금 앞으로 향하여 선다. 손은 허리높이를 유지한다.

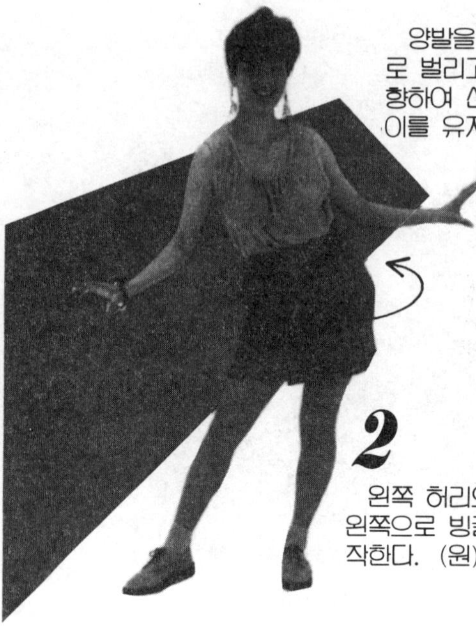

2

왼쪽 허리와 양 무릎을, 왼쪽으로 빙글 돌리기 시작한다. (원)

연속 회전 중 허리를 뒤로 크게 돌린다. (앤드) 신체를 깊게 앞으로 향한다.

4

회전 종료와 동시에, 체중을 오른발에 재빨리 얹고, 왼발을 비스듬히 앞으로 탑. 신체를 젖힌다. (투)

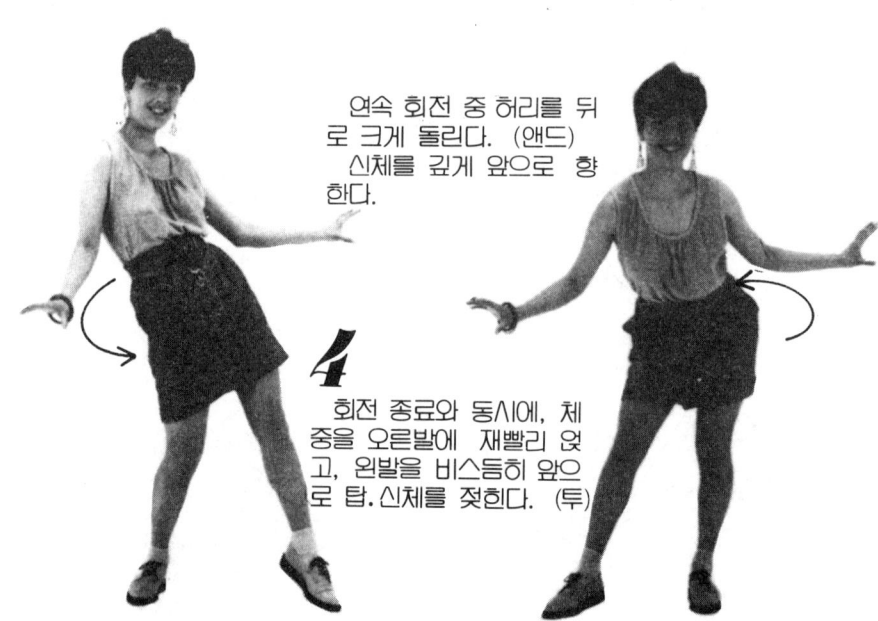

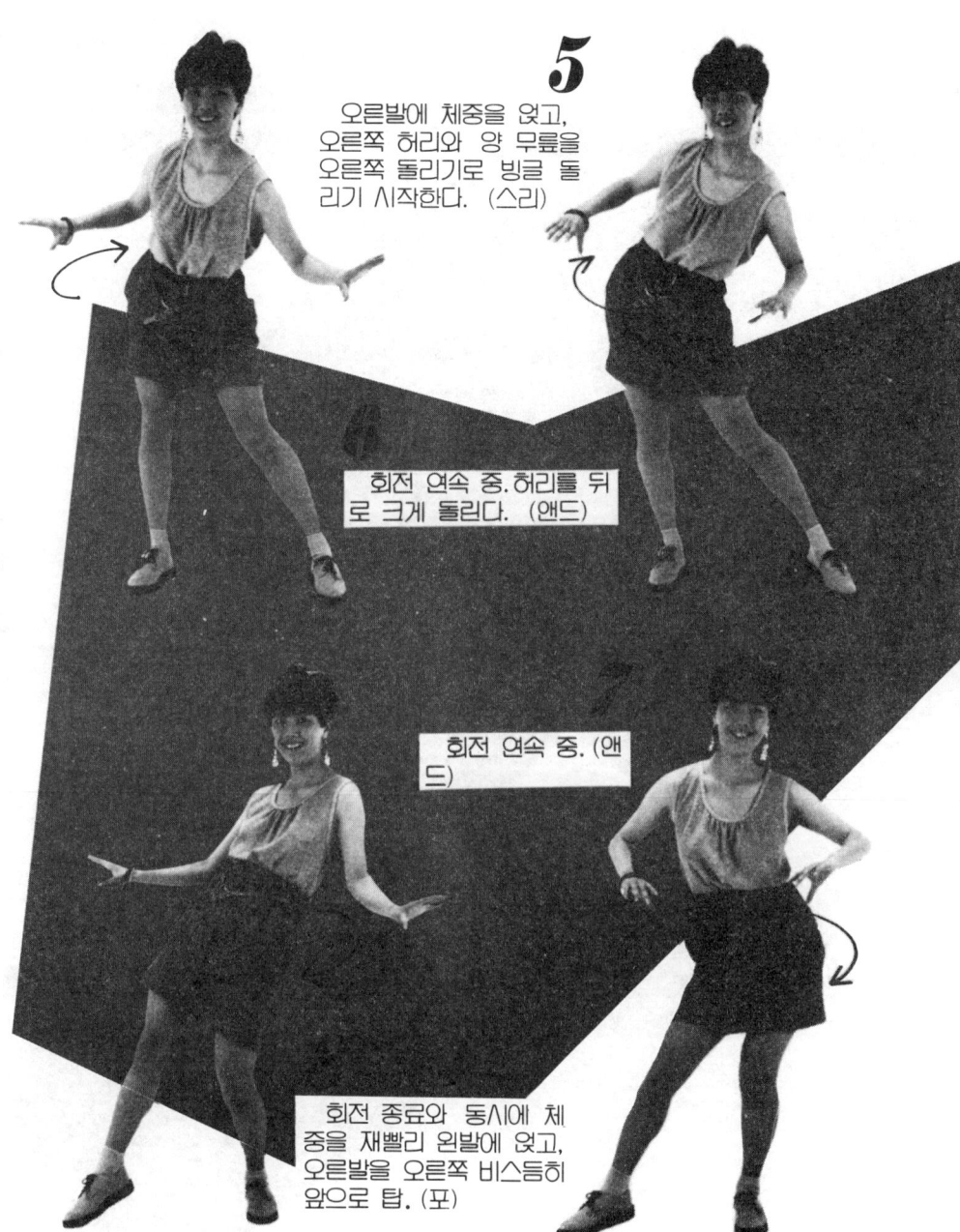

5

오른발에 체중을 얹고, 오른쪽 허리와 양 무릎을 오른쪽 돌리기로 빙글 돌리기 시작한다. (스리)

회전 연속 중. 허리를 뒤로 크게 돌린다. (앤드)

회전 연속 중. (앤드)

회전 종료와 동시에 체중을 재빨리 왼발에 얹고, 오른발을 오른쪽 비스듬히 앞으로 탑. (포)

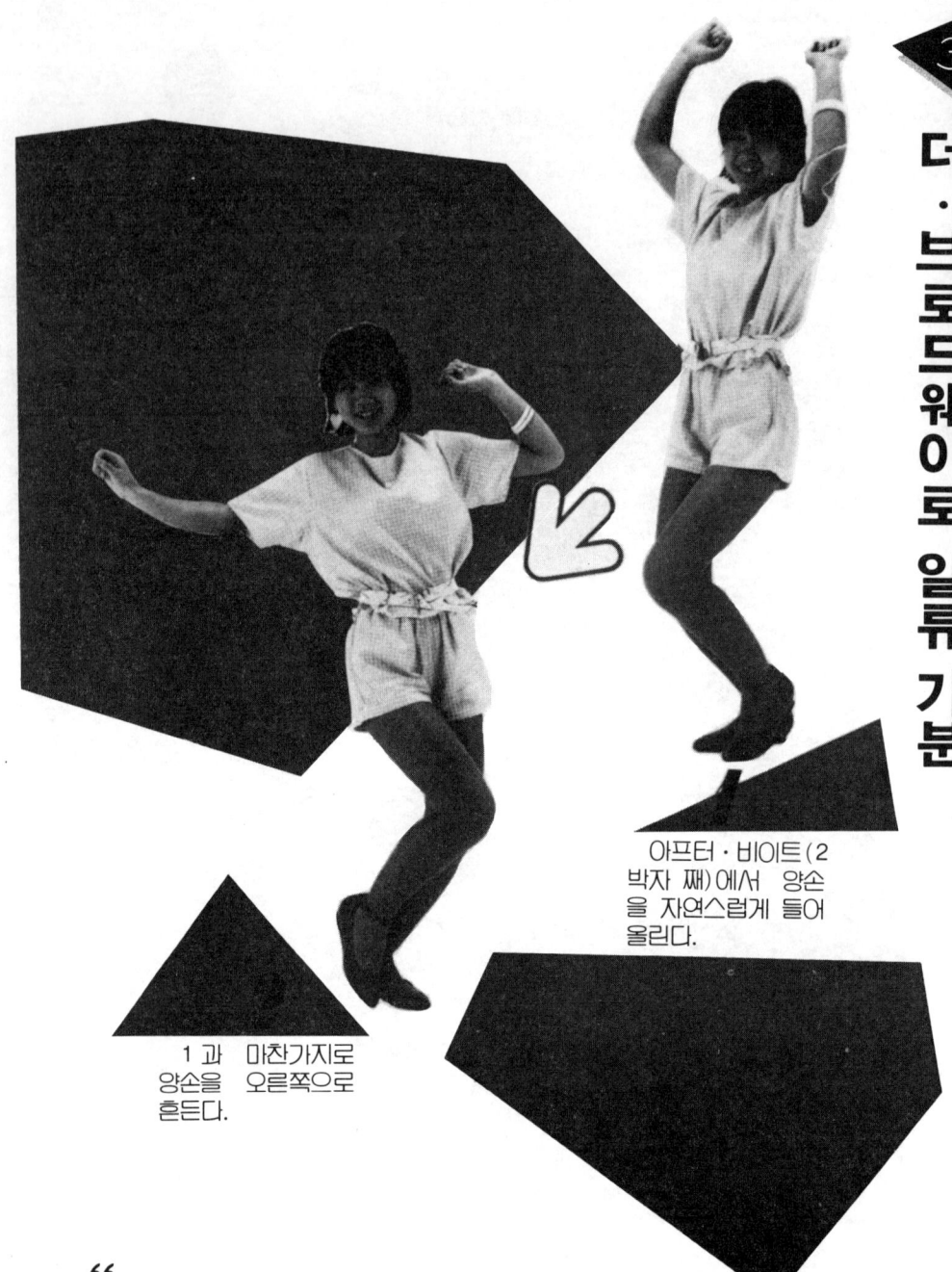

더 · 브로드웨이로 일류 가분

아프터 · 비이트(2 박자 째)에서 양손을 자연스럽게 들어 올린다.

1 과 마찬가지로 양손을 오른쪽으로 흔든다.

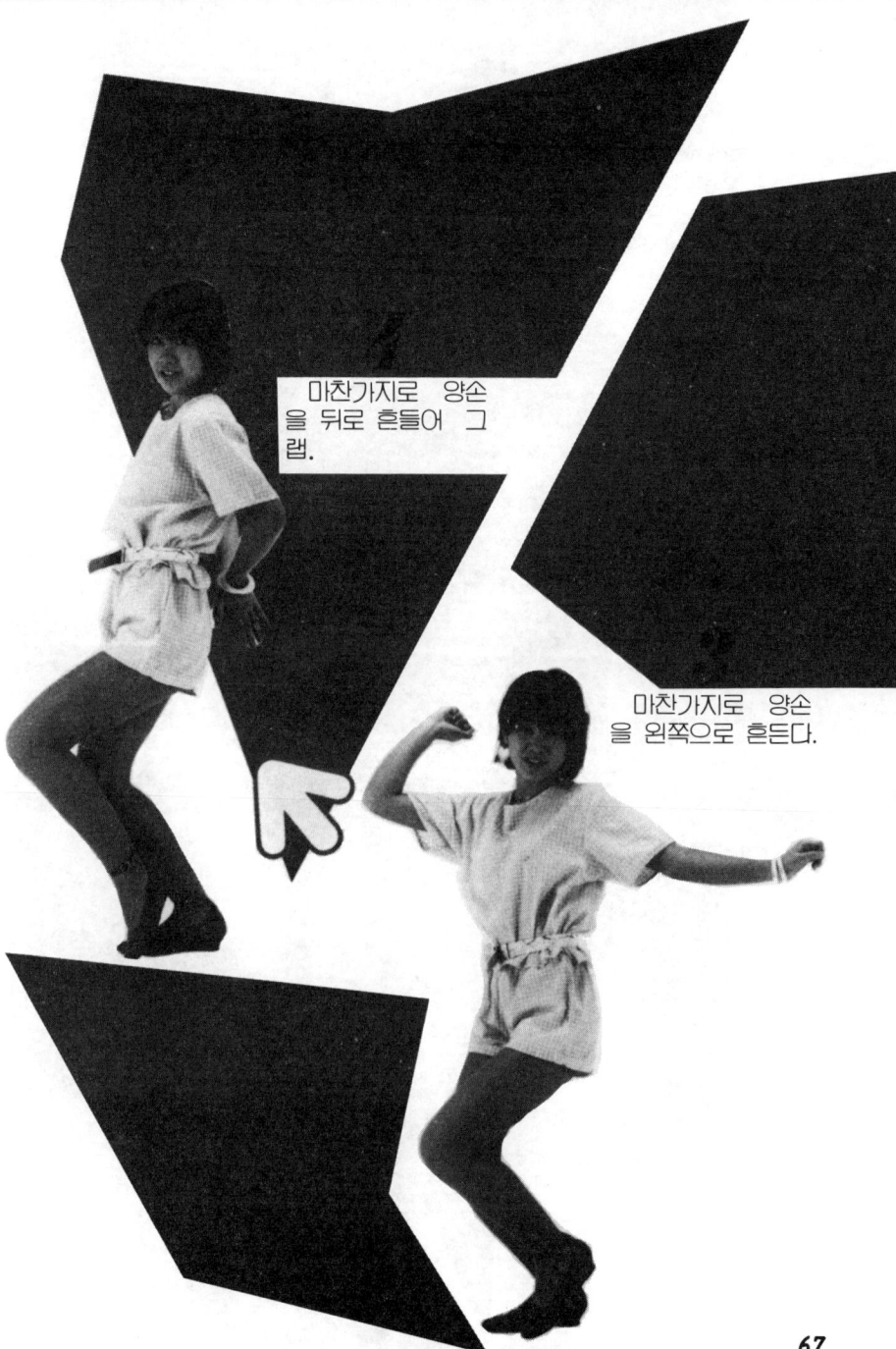

마찬가지로 양손
을 뒤로 흔들어 그
랩.

마찬가지로 양손
을 왼쪽으로 흔든다.

4

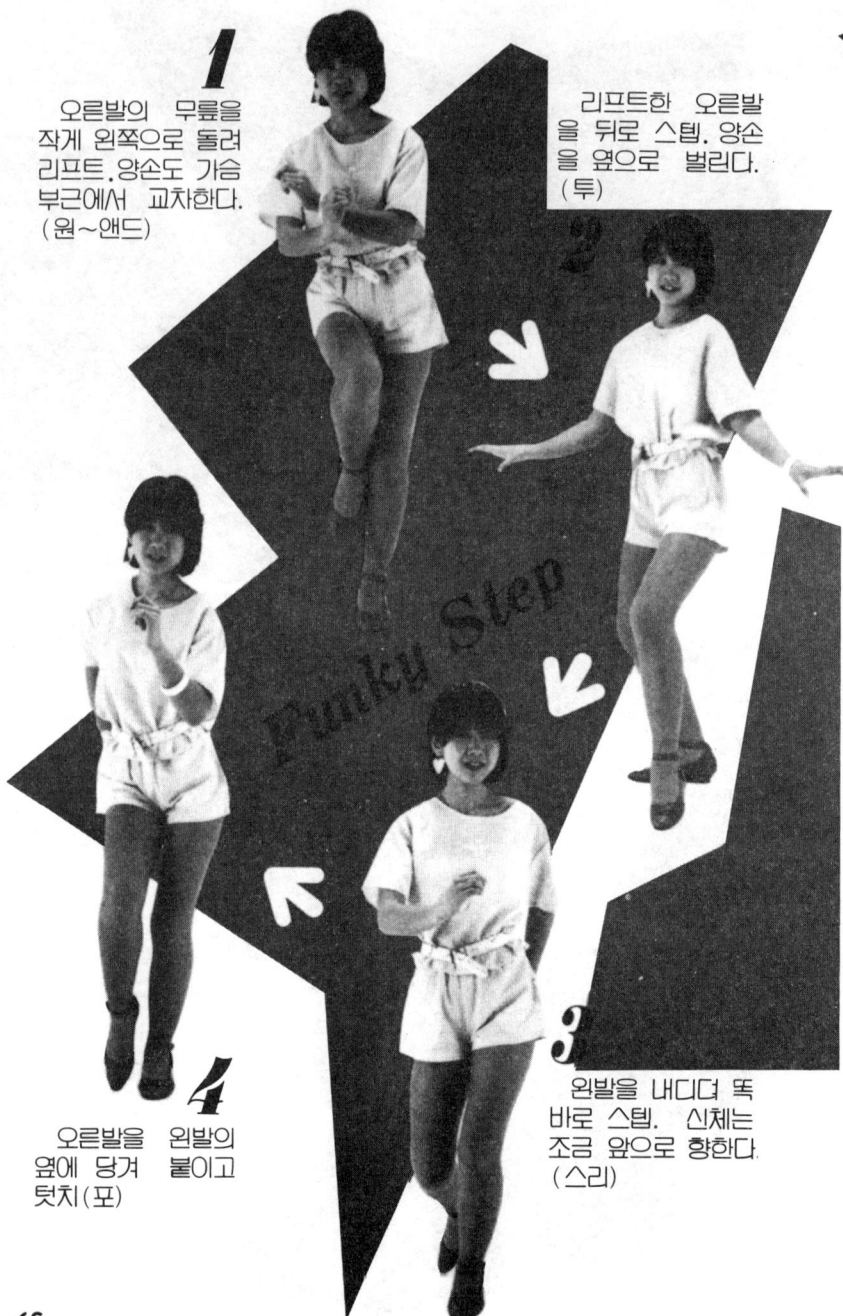

1 오른발의 무릎을 작게 왼쪽으로 돌려 리프트. 양손도 가슴 부근에서 교차한다. (원~앤드)

2 리프트한 오른발 을 뒤로 스텝. 양손 을 옆으로 벌린다. (투)

3 왼발을 내디더 똑 바로 스텝. 신체는 조금 앞으로 향한다. (스리)

4 오른발을 왼발의 옆에 당겨 붙이고 텃치 (포)

Punky Step

펑키 · 스텝의 경쾌함

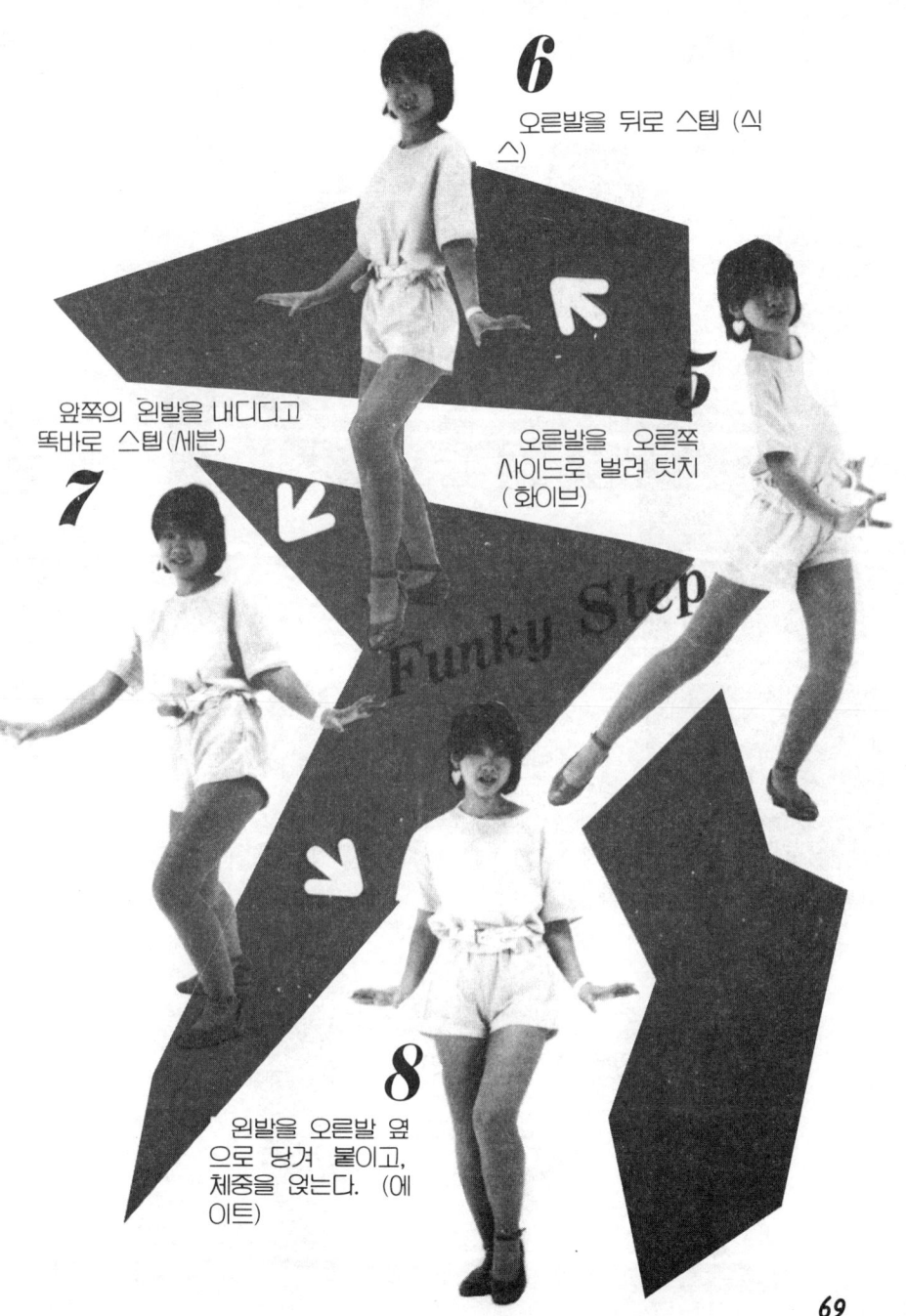

6
오른발을 뒤로 스텝 (식
스)

5
오른발을 오른쪽
사이드로 벌려 텃치
(화이브)

앞쪽의 왼발을 내디디고
똑바로 스텝(세븐)

7

Funky Step

8
왼발을 오른발 옆
으로 당겨 붙이고,
체중을 얹는다. (에
이트)

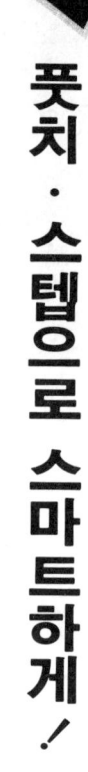

풋치 · 스텝으로 스마트하게!

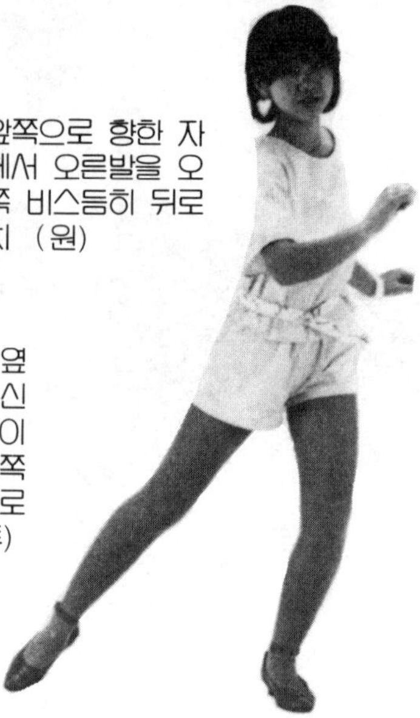

앞쪽으로 향한 자세에서 오른발을 오른쪽 비스듬히 뒤로 텃치 (원)

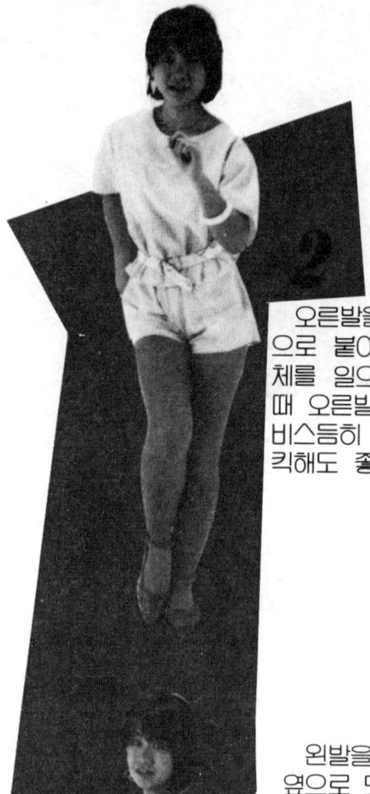

오른발을 왼발 옆으로 붙여 텃치. 신체를 일으킨다. 이때 오른발을 왼쪽 비스듬히 앞쪽으로 킥해도 좋다. (투)

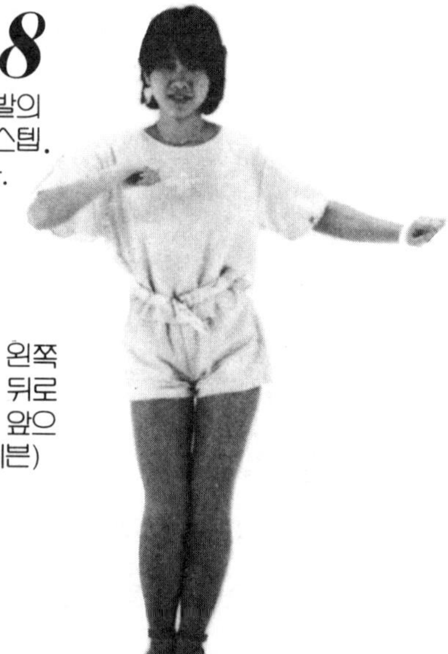

왼발을 오른발의 옆으로 되돌려 스텝. 신체를 일으킨다. (에이트)

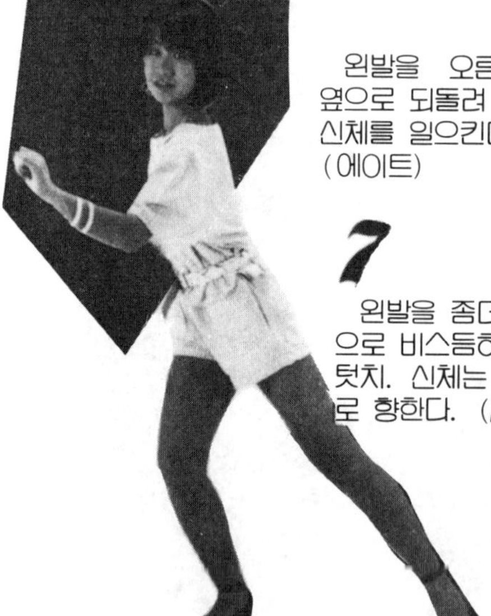

왼발을 좀더 왼쪽으로 비스듬히 뒤로 텃치. 신체는 앞으로 향한다. (세븐)

70

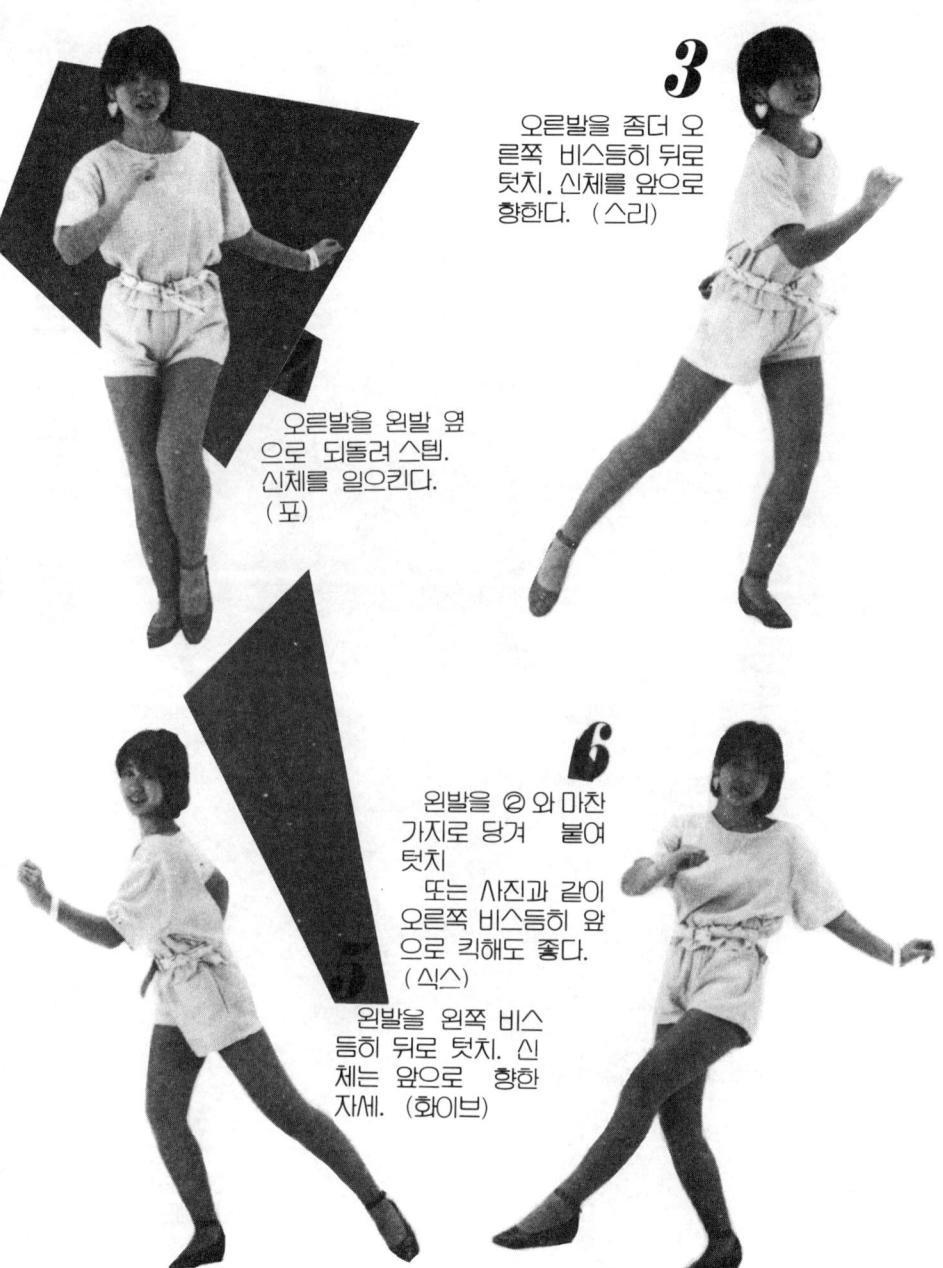

3

오른발을 좀더 오른쪽 비스듬히 뒤로 텃치. 신체를 앞으로 향한다. (스리)

오른발을 왼발 옆으로 되돌려 스텝. 신체를 일으킨다. (포)

6

왼발을 ②와 마찬가지로 당겨 붙여 텃치
또는 사진과 같이 오른쪽 비스듬히 앞으로 킥해도 좋다. (식스)

왼발을 왼쪽 비스듬히 뒤로 텃치. 신체는 앞으로 향한 자세. (화이브)

71

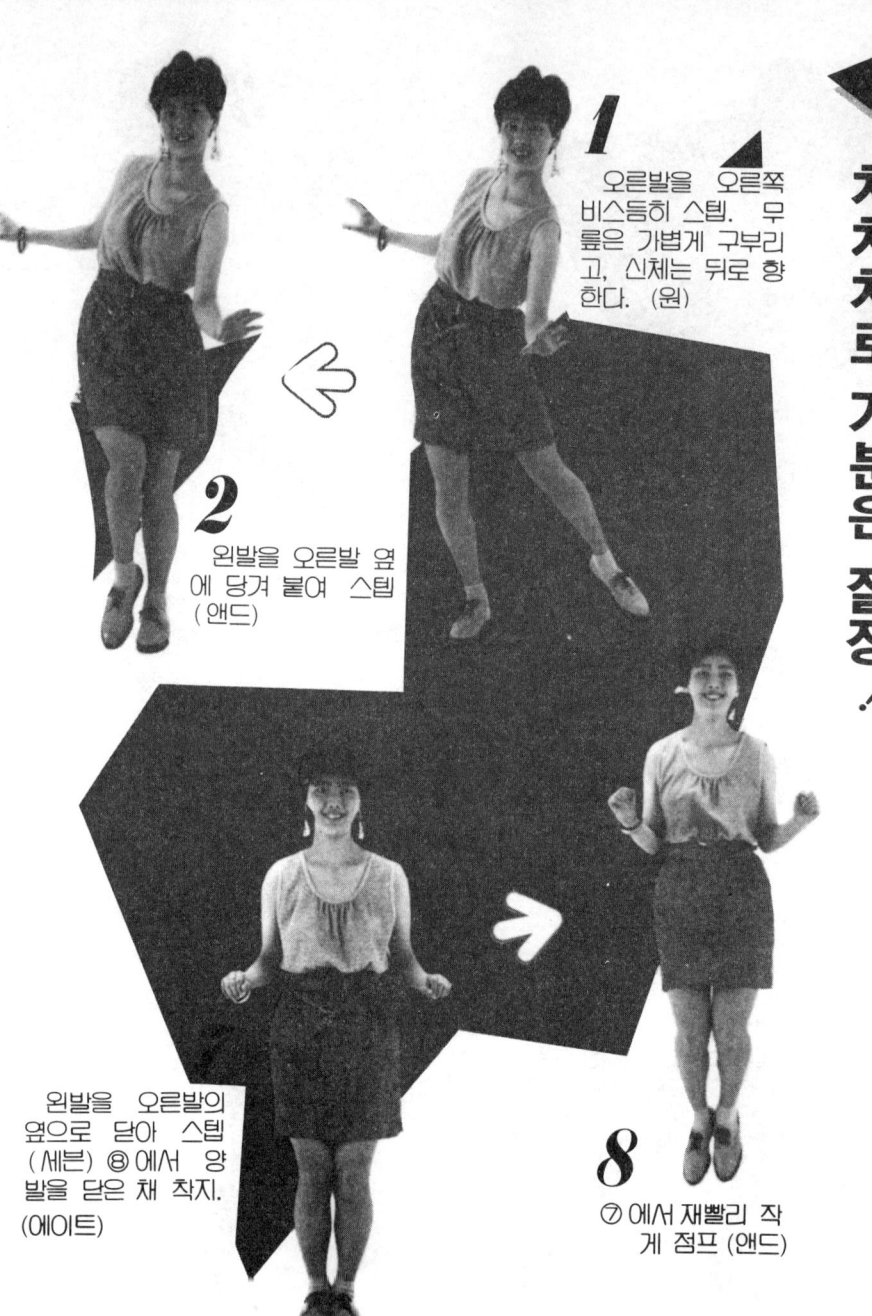

차차차로 기분은 절정!

⑥

1 오른발을 오른쪽 비스듬히 스텝. 무릎은 가볍게 구부리고, 신체는 뒤로 향한다. (원)

2 왼발을 오른발 옆에 당겨 붙여 스텝 (앤드)

왼발을 오른발의 옆으로 닫아 스텝 (세븐) ⑧에서 양발을 닫은 채 착지. (에이트)

8 ⑦에서 재빨리 작게 점프 (앤드)

72

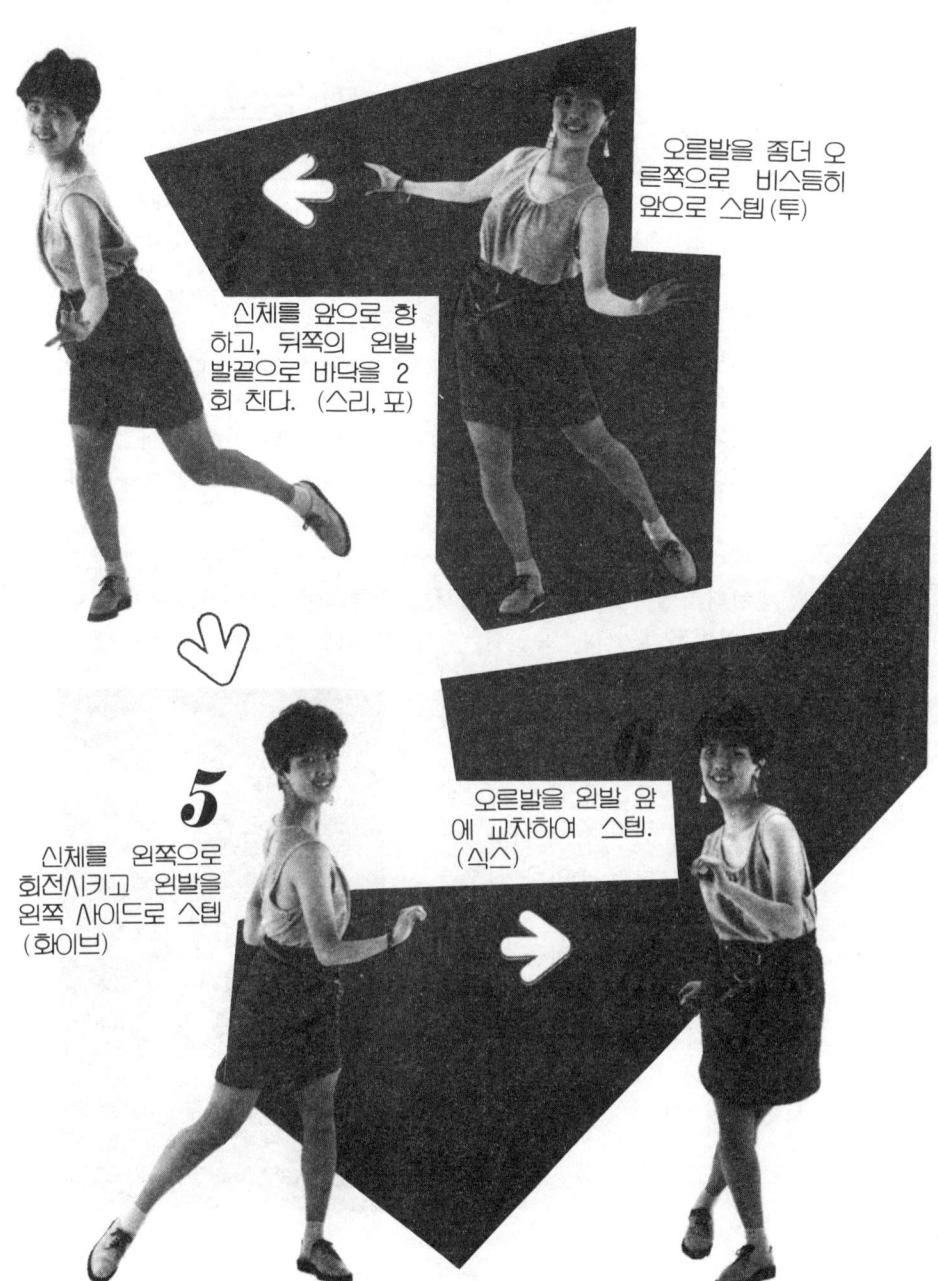

오른발을 좀더 오른쪽으로 비스듬히 앞으로 스텝(투)

신체를 앞으로 향하고, 뒤쪽의 왼발 발끝으로 바닥을 2회 친다. (스리, 포)

5 신체를 왼쪽으로 회전시키고 왼발을 왼쪽 사이드로 스텝 (화이브)

오른발을 왼발 앞에 교차하여 스텝. (식스)

스텝을 멈추고

일반적인 풍조로써, 우리나라에서는 디스코·댄스를 배우는 것이 아니라, 적당하게 스텝을 밟으면 좋다고 생각하고 있다.

70년대 후반의 아메리카는, 디스코의 붐이 일어나서, 전 미국 방방곡곡마다, 디스코 교실 강연이 열렸다.

텔레비젼에서, 디스코 교실을 선전하는 디스코·홀 CF가 흘러 나왔고, 신문을 보면, 퍼블릭·스페이스를 이용하여 연습하는 연습회가 실리기도 했다. 아동에게 맞도록, 교육반을 짜서 디스코·댄스 강좌를 실시했다. 디스코를 편견을 가지고 보는 우리나라와는 큰 차이가 있다.

아메리카에서 인기있는 프로그램인 '솔·트레인'은 지금까지도 건재하다. 얼마전, 우리나라에서도 방영되어, 젊은이들에게 압도적인 인기를 모았다. 흑인이 유명해지려면 스포츠 선수나 댄서가 되는 것이 좋다. '솔·트레인'은 댄스·스타의 등용문이라고 할 수 있는 프로그램이다.

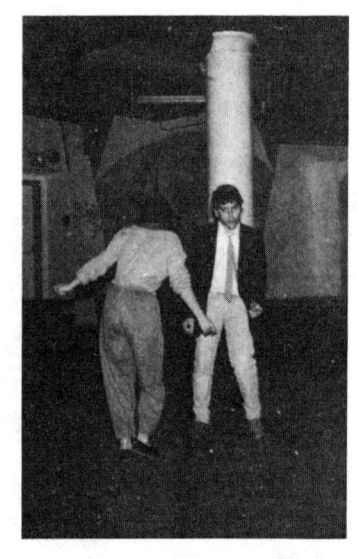

프로의 끝 부분에 실기로 보여주는 장면이 있어서, 남녀가 호흡을 맞추어 춤을 추어 보여주는 것이다.

디스코 라고 하는 것을 다시 한번 고쳐 본다는 의미에서 아메리카와 같이 우리나라에서도, 교육의 장에서 디스코·댄스를 가르쳤으면 한다.

5장 파트너·디스코로 즐겁게 춤을 춘다!

  아메리카에서는, 디스코·댄스를 라틴·허슬이라고 한다. 70년대 후반의 디스코·붐 때, 뉴욕이나 로스엔젤레스 등 전 미국 각 도시에서는, 허슬·댄스를 가르치는 교실이 각지에 있었고, 모두 대성황이었다.

  우리나라에서는 디스코 라고 하면, 혼자서 멋대로 춤추는 것만 생각하는 경우가 많은데, 댄스란 본래 남성과 여성이 서로 시선을 나누면서 춤추는 것이다. 떨어져서 춤을 추어도, 남녀가 같이 춤을 춰도, 각각 춤추는 것이 아니고, 서로 움직임을 맞추어, 의식적으로 춤추는 편이 좋은 것이다.

  파트너·댄스는, 어떻게 남성이 여성을 잘 리드하여 춤추는가, 여성은 어떻게 남성을 따라 가볍게 춤추는가, 하는 것이 중요하다. 바꾸어 말하자면, 파트너·디스코는,   자신을 갖고 여성을 리드할 수 있는 남성다움이 있어야 하고,   여성은 남성에게 잘 따라 춤추는 여성다움을 나타내는 스텝이라고 말 할 수 있다.

베이직 · 스텝

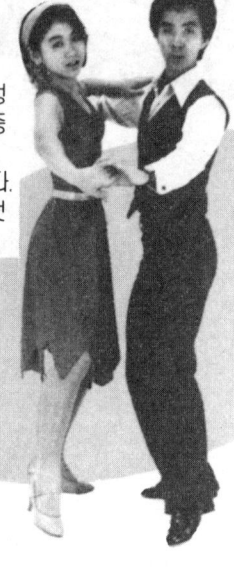

1
남녀가 마주하여 홀드. 남성
은 오른발, 여성은 왼발에 체중
을 얹는다. (스타트)
남 : 왼발을 왼쪽으로 텃치한다.
여 : 오른발을 오른쪽 옆으로 텃
  치한다. (원)

2
남 : 왼발을 오른발 옆으로
  되돌려 스텝
여 : 오른발을 왼발 옆으로
되돌려 스텝. (투)

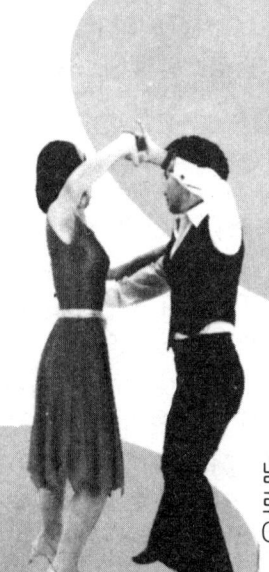

3
남 : 오른발을 오른쪽 옆으
로 텃치한다.
여 : 왼발을 왼쪽 옆으로
  텃치한다. (스리)

남 : 오른발을 조금 앞
쪽으로 스텝한다.
여 : 왼발을 뒤쪽으로 스
텝한다. (포)

4

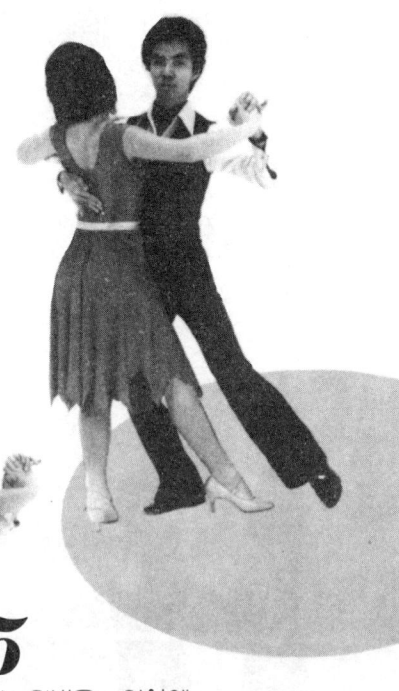

5

남 : 왼발을 여성에
게 전진 워크.
여 : 오른발 후퇴 워
크 (화이브)

Basic Step

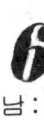

6

남 : 오른발을 좀더
전진 워크하고,
왼발로 닫는다.
여 : 왼발을 좀더 후
퇴 워크하고, 오
른발로 닫는다
(식스)

77

언더암 · 턴

Uuderarm Turn

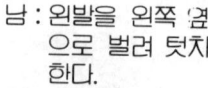

남 : 왼발을 왼쪽 옆
　　으로 벌려 텃치
　　한다.
여 : 오른발을 오른
　　쪽 옆으로 벌려
　　텃치한다. (원)

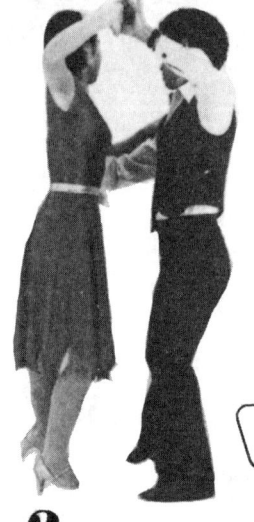

3

남 : 오른발을 오른
　　쪽 옆으로 벌려
　　텃치한다.
여 : 왼발을 왼쪽 옆
　　에 벌려 텃치한
　　다. (스리)

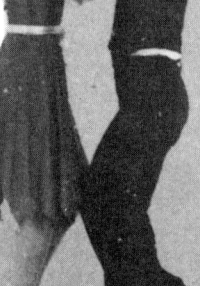

2

남 : 왼발을 오른발
　　옆에 벌려 스텝
　　한다.
여 : 오른발을 왼발
　　옆에 벌려 스텝
　　한다. (투)

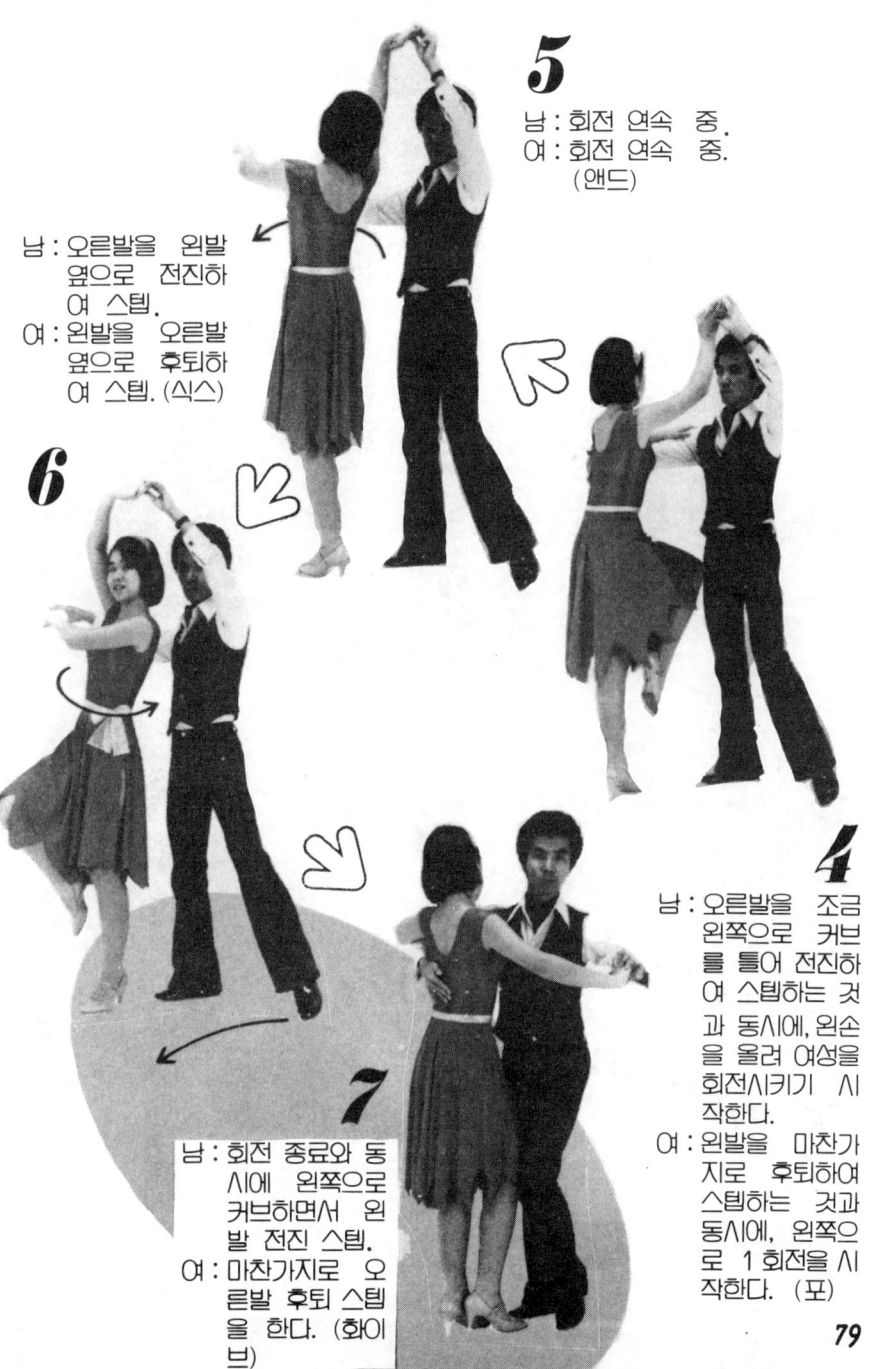

5

남 : 회전 연속 중.
여 : 회전 연속 중.
　　(앤드)

남 : 오른발을 왼발
　　옆으로 전진하
　　여 스텝.
여 : 왼발을 오른발
　　옆으로 후퇴하
　　여 스텝. (식스)

6

4

남 : 오른발을 조금
　　왼쪽으로 커브
　　를 틀어 전진하
　　여 스텝하는 것
　　과 동시에, 왼손
　　을 올려 여성을
　　회전시키기 시
　　작한다.
여 : 왼발을 마찬가
　　지로 후퇴하여
　　스텝하는 것과
　　동시에, 왼쪽으
　　로 1 회전을 시
　　작한다. (포)

7

남 : 회전 종료와 동
　　시에 왼쪽으로
　　커브하면서 왼
　　발 전진 스텝.
여 : 마찬가지로 오
　　른발 후퇴 스텝
　　을 한다. (화이
　　브)

79

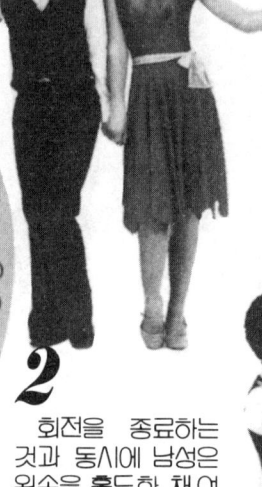

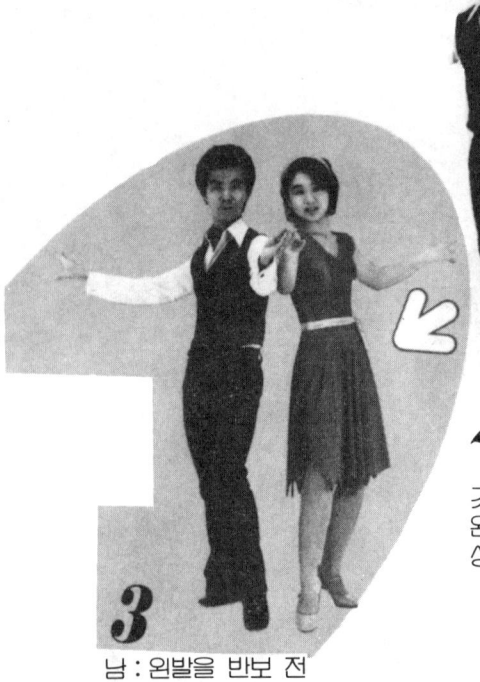

2

회전을 종료하는
것과 동시에 남성은
왼손을 홀드한 채 여
성을 왼쪽에 세운다.

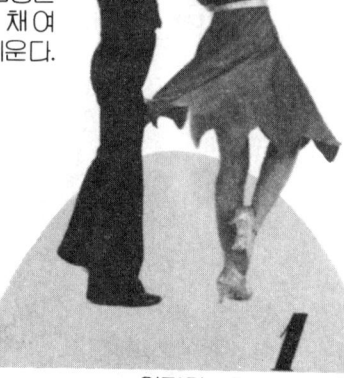

3

남 : 왼발을 반보 전
진하여 탑한다.
왼손을 홀드하
여 둔다.
여 : 오른발을 반보
전진시켜 탑한
다. (원)

Promenade Step

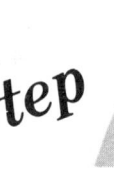

1

언더암 · 턴을 실
시한다.

프롬나드 · 스텝

80

남 : ⑥ 의 상태에서 오른발을
축으로, 왼쪽으로 90도 회
전하여 여성과 마주하고,
왼발을 뒤로 스텝하여, 여
성과 서로 당긴다.

여 : 마찬가지로 왼발을 축으로,
오른쪽으로 90도 회전하여
남성과 마주하고, 오른발을
뒤로 스텝하여, 남성과 서
로 당기며 선다. (화이브)

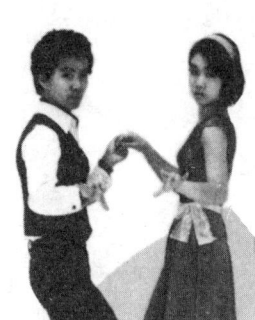

7

남 : 오른발을 전진
하여 스텝한다.

여 : 왼발을 전진하
여 스텝한다.
(식스)

6

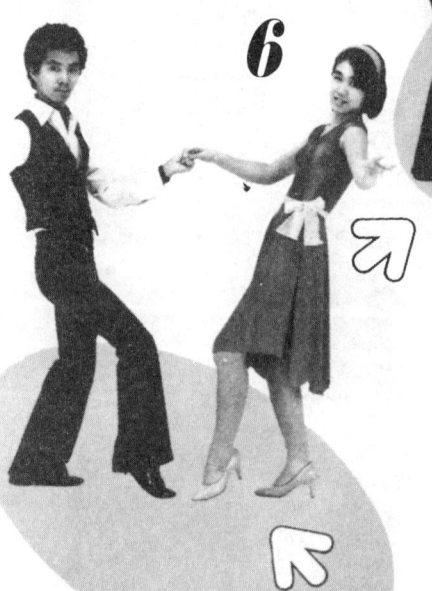

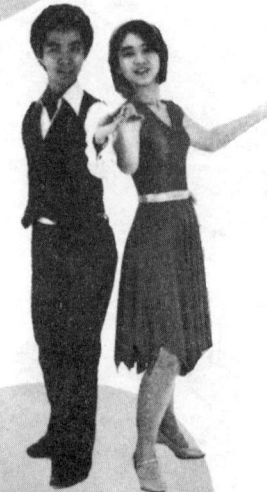

4

남 : 왼손을 홀드한
채 왼발 전진하
여 스텝.

여 : 오른발 전진하
여 스텝. (투)

남 : 홀드한 왼손을
앞으로 강하게
내찌르는 것과
동시에, 오른발
전진 스텝. 왼쪽
으로 회전을 시
작한다.

여 : 마찬가지로 왼
발 전진 스텝.

5

체인지 · 어브 · 사이드

1

남 : 왼발을 왼쪽 옆
으로 텃치한다.
여 : 오른발을 오른
쪽 옆으로 텃치
한다. (원)

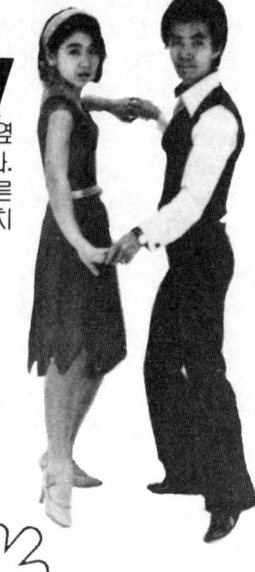

2

남 : 왼발을 오른발
옆에 스텝한다.
여 : 오른발을 왼발
옆에 스텝한다.
(투)

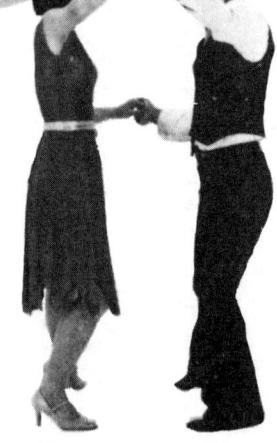

3

남 : 오른발을 오른
쪽 옆에 텃치한
다.
여 : 왼발을 왼쪽 옆
에 텃치한다.
(스리)

82

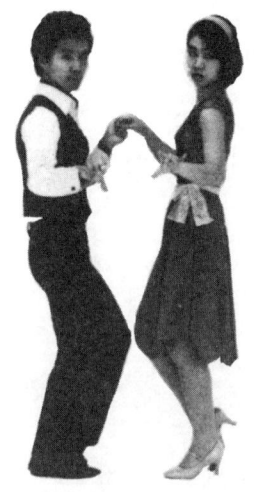

남 : 오른발을 왼발 옆으로
　　스텝하고, 양손을 내
　　려 홀드.
여 : 왼발을 오른발　옆에
　　스텝. 양손을 내린다.
　　(식스)

6

남 : 오른쪽으로 180도 회
　　전하여 여성과 마주하
　　고, 왼발을 뒤로 스텝
　　한다.
여 : 왼쪽으로 180도 회전
　　하여 남성과 마주하고,
　　오른발을 스텝한다.
　　(화이브)

5

※남성의 위치가 바꿔
는 스텝

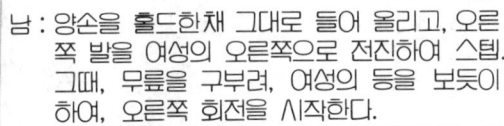

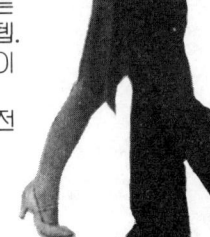

4

남 : 양손을 홀드한채 그대로 들어 올리고, 오른
　　쪽 발을 여성의 오른쪽으로 전진하여 스텝.
　　그때, 무릎을 구부려, 여성의 등을 보듯이
　　하여, 오른쪽 회전을 시작한다.
여 : 마찬가지로, 왼발을 남성의 오른쪽으로 전
　　진하여 스텝.

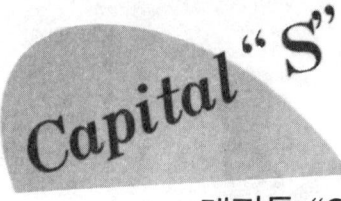

Capital "S"

캐피틀 "S"

3

남 : 오른발을 오른
쪽 옆에 벌려
텃치한다.
여 : 왼발을 왼쪽 옆
으로 벌려 텃치
한다. (스리)

1

남 : 왼발을 왼쪽 옆
으로 벌려 텃치
한다.
여 : 오른발을 오른
쪽 옆으로 벌려
텃치한다. (원)

2

남 : 왼발을 오른발
옆에 스텝한다.
여 : 오른발을 왼발
옆으로 스텝한
다. (투)

84

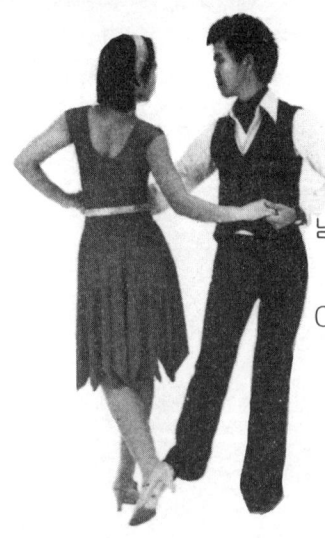

5

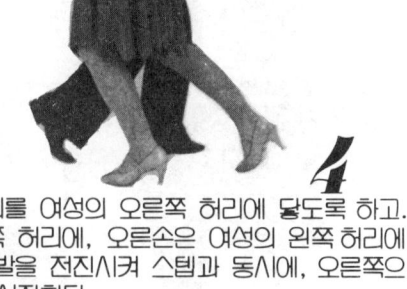

남 : 오른쪽 회전을
    연속하면서, 왼
    발 전진 스텝.
여 : 마찬가지로, 오
    른발 전진 스텝.
    (화이브)

남 : 오른쪽 허리를 여성의 오른쪽 허리에 닿도록 하고.
    왼손은 왼쪽 허리에, 오른손은 여성의 왼쪽 허리에
    두고, 오른발을 전진시켜 스텝과 동시에, 오른쪽으
    로 회전을 시작한다.
여 : 마찬가지로, 왼발을 전진 스텝과 동시에 오른쪽으
    로 회전을 시작한다. (포)

4

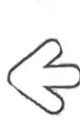

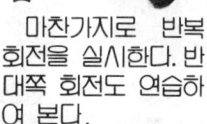

7

마찬가지로 반복
회전을 실시한다. 반
대쪽 회전도 연습하
여 본다.

6

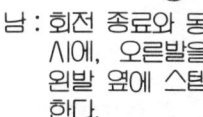

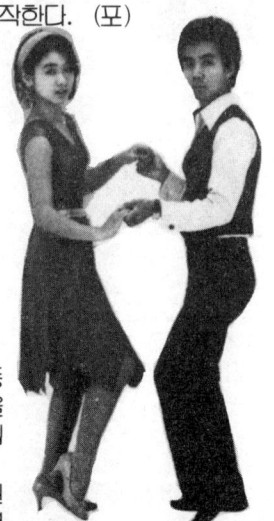

남 : 회전 종료와 동
    시에, 오른발을
    왼발 옆에 스텝
    한다.
여 : 마찬가지로, 왼
    발을 오른발 옆
    에 스텝. (식스)

Bridge
브릿지

남 : 왼발을 전진 스
    텝하는 것과 동
    시에, 왼쪽으로
    회전하고, 홀드
    하고 있는 오른
    손의 팔꿈치를
    마주하여 들어
    올린다.
여 : 오른발을 전진
    스텝하는 것과
    동시에 오른쪽
    으로 회전. (투)

2

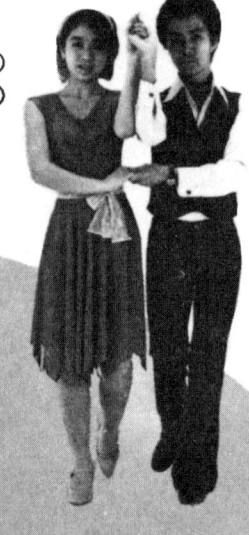

남 : 왼발을 왼쪽 옆
    으로 벌려 텃치
    한다.
여 : 오른발을 오른
    쪽 옆으로 벌려
    텃치한다. (원)

1

3

남 : ②의 상태에서
    오른발 전진 스
    텝하고, 홀드하
    고 있는 오른손
    을 똑바로 앞으
    로 내 찌른다.
여 : 마찬가지로 왼
    발 전진 스텝.(스리)

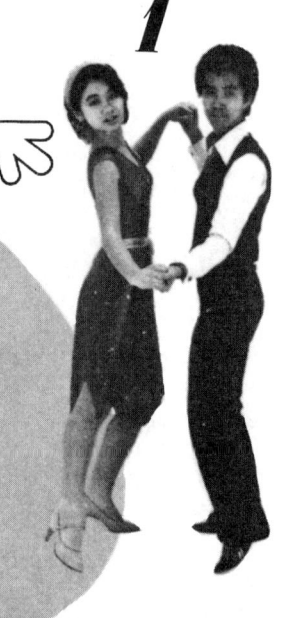

4

남 : 오른발을 축으로 하여 오른쪽으로 90도 회전하고, 여성과 마주 향하여 선다.

여 : 왼발을 축으로 하여 90도 회전하고, 남성과 마주 향하여 선다.

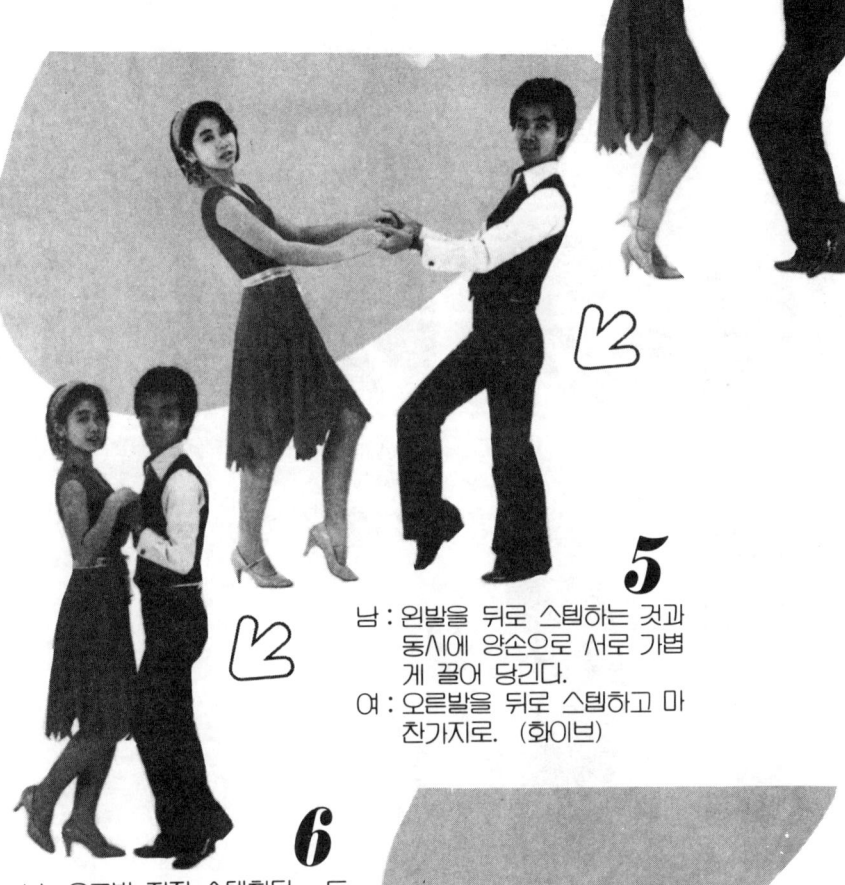

5

남 : 왼발을 뒤로 스텝하는 것과 동시에 양손으로 서로 가볍게 끌어 당긴다.

여 : 오른발을 뒤로 스텝하고 마찬가지로. (화이브)

6

남 : 오른발 전진 스텝한다. 동시에 양손으로 여성과 서로 가볍게 누른다. (풋시)

여 : 왼발 전진 스텝하고 마찬가지로. (식스)

베이직 · 스텝

남자는 오른발, 여
자는 왼발에 체중을
얹는다. 서로 마주
향하여 선다.
(스타트)

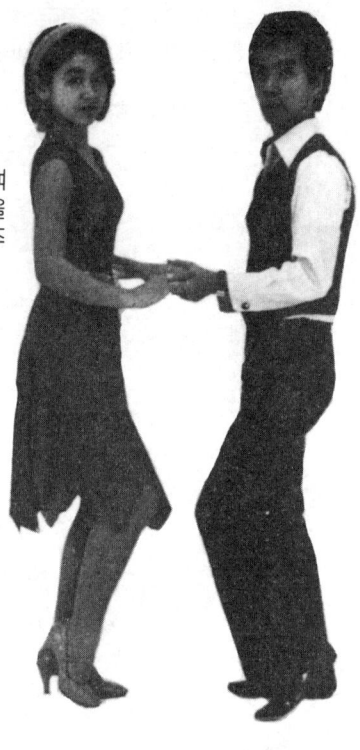

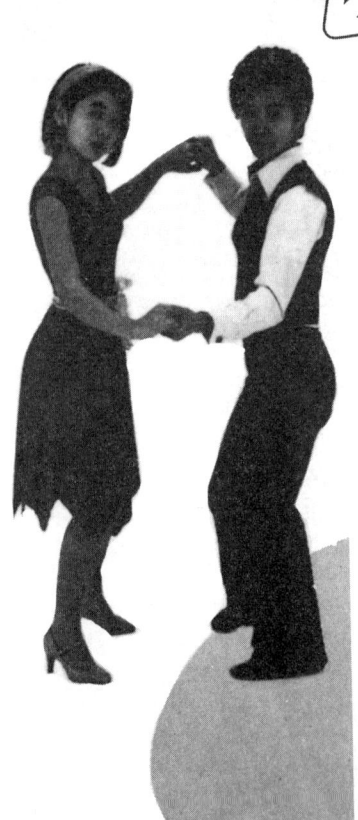

2

남 : 왼발을 왼쪽 옆
으로 벌려 스텝
한다. 무릎을 구
부리고, 왼손과
왼쪽 허리를 비
스듬히 왼쪽으
로 흔들어 낸다.

여 : 오른발을 오른
쪽 옆으로 벌려
스텝한다. 오른
손과 오른쪽 허
리를 마찬가지
로. (원)

캘리포니아 · 허슬 · 베이직 · 스텝의 요령

남 : 오른발을 전진
스텝하는 것과
동시에, 양손으
로 가볍게 여성
과 서로 누른다.
(풋시)
여 : 왼발을 전진 스
텝하여 마찬가
지로. (포)

5

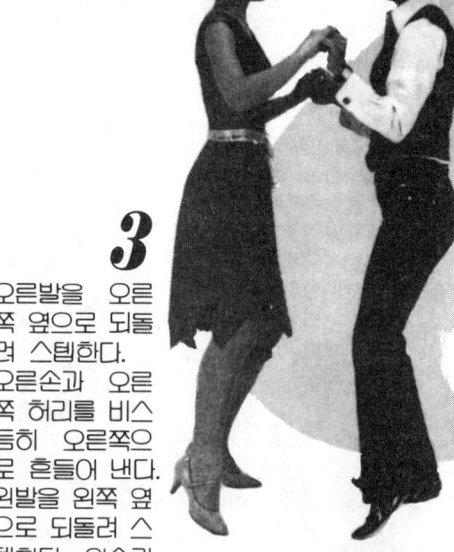

3

남 : 오른발을 오른
쪽 옆으로 되돌
려 스텝한다.
오른손과 오른
쪽 허리를 비스
듬히 오른쪽으
로 흔들어 낸다.
여 : 왼발을 왼쪽 옆
으로 되돌려 스
텝한다. 왼손과
왼쪽 허리를 마
찬가지로. (투)

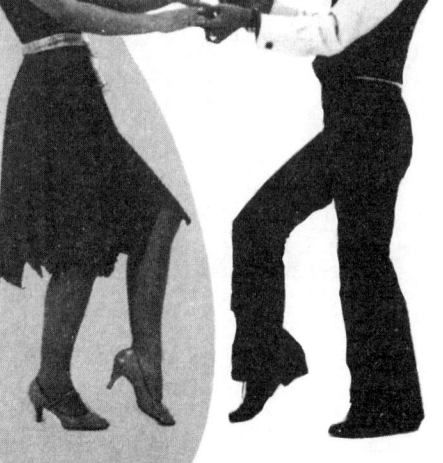

4

남 : 왼발을 뒤로 스
텝하는 것과 동
시에, 양손으로
가볍게 여성과
서로 끌어 당긴
다.
여 : 오른발을 뒤로
스텝하여 마찬
가지로. (스리)

89

4

등을 마주한 채, 남자는 왼발, 여자는 오른발에 체중을 얹고, 양손을 옆으로 벌린다. (스리)

※최후는 ④의 점선과 같이, 남자는 오른발 스텝으로 좌로 180도 회전, 여성은 왼발 스텝으로, 우로 180도 회전하여 서로 마주한다.

3

②의 자세에서 손을 돌려 남녀 등을 마주 한다.

남자는 좌회전, 여자는 우회전 한다. (앤드)

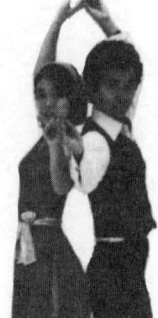

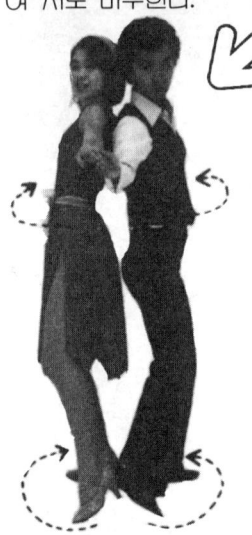

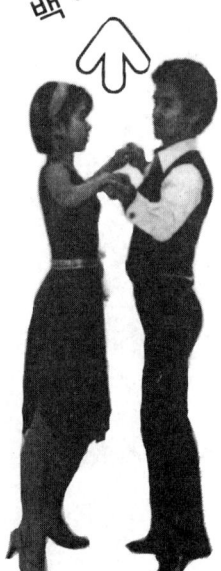

백 · 투 · 백

2

남성은 오른발에 체중을 되돌리고, 양손은 바닥에 평행하게 홀드. 여성은 왼발에 체중을 되돌린다. (투)

1

남성은 왼발을 왼쪽으로 스텝. 그 때 왼손과 왼쪽 허리를 날카롭게 왼쪽으로 흔들어 낸다. 여성은 남성과 역으로. (원)

3
남자는 왼발, 여자는 오른발을 뒤로 스텝하고, 서로 가볍게 양손으로 서로 당긴다. (스리)

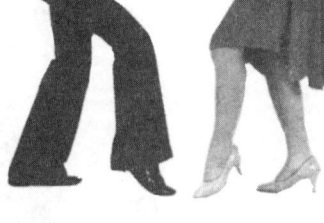

4
남자는 오른발, 여자는 왼발에 체중을 얹고, 서로 가볍게 한손으로 서로 누른다. (풋시)

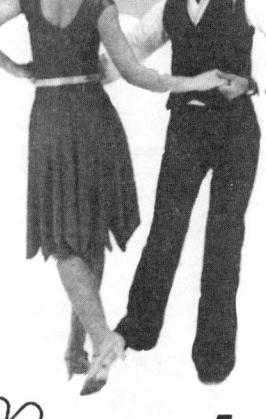

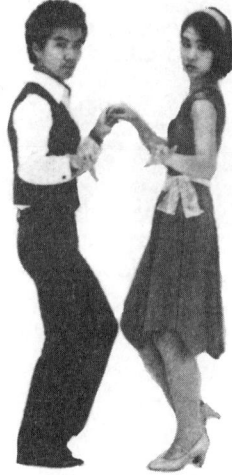

※남녀 모두 왼쪽 허리를 마주하여 좌회전도 마찬가지로 연습하여 본다.

캐피틀 "S"

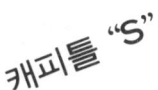

1
남자는 왼손을 왼쪽 허리, 오른손을 여성의 왼쪽 허리에 대고, 서로 전진 스텝. (원)
남녀 모두 우회전을 시작한다.

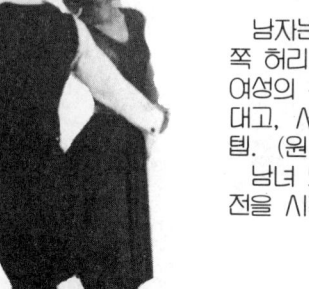

2
남자는 오른발, 여자는 왼발로 전진 스텝하고, 오른쪽으로 180도 회전하여 남녀 마주한다. (투)

Variation
바리에이션

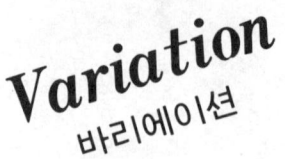

1

양손을 홀드한 채, 머리 위로 높게 올리고, 남자는 왼발, 여자는 오른발을 전진 스텝한다. 무릎은 구부린다. (원)

2

남녀 모두 체중을 뒤로 이동하는 것과 동시에, 남자의 왼손은 머리 뒤, 오른손은 여성의 머리를 향하여 부드럽게 홀드를 풀어 간다. (투)

92

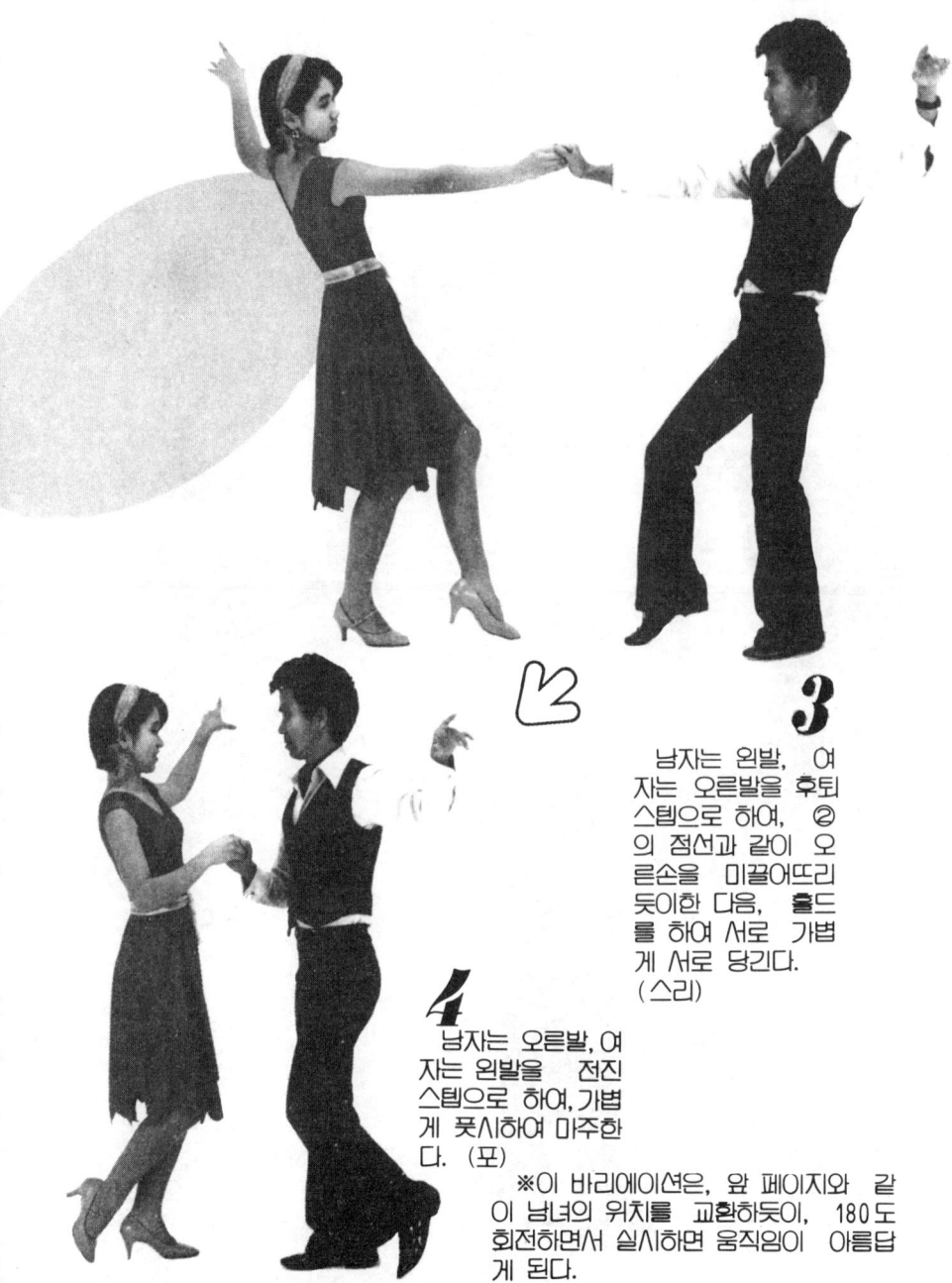

3

남자는 왼발, 여자는 오른발을 후퇴 스텝으로 하여, ②의 점선과 같이 오른손을 미끌어뜨리듯이한 다음, 홀드를 하여 서로 가볍게 서로 당긴다. (스리)

4

남자는 오른발, 여자는 왼발을 전진 스텝으로 하여, 가볍게 푸시하여 마주한다. (포)

※이 바리에이션은, 앞 페이지와 같이 남녀의 위치를 교환하듯이, 180도 회전하면서 실시하면 움직임이 아름답게 된다.

커들 · 턴

3
　우회전을　연속하
면서, 남자는 왼발
전진 스텝, 여자는
오른발 후퇴 스텝.
(스리)

4
　우회전을　계속하
면서, 남자는　오른
발 전진 스텝, 여자
는 왼발 후퇴 스텝.
(포)

1
　베이직 · 스텝의⑥
의 자세에서,　남자
는 왼쪽발 전진 스
텝으로 우회전,　여
성은 오른발　전진
스텝하여 좌회전 하
고, 남성의　오른손
으로 껴안는　듯한
자세로 들어간다.
(원)

2
　남자는 여자를 완
전하게 홀드한 자세
에서, 오른발 전진
스텝. 여성은 왼발후
퇴 스텝하여, 오른쪽
으로 계속 논다. (투)

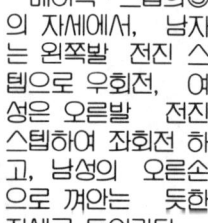

94

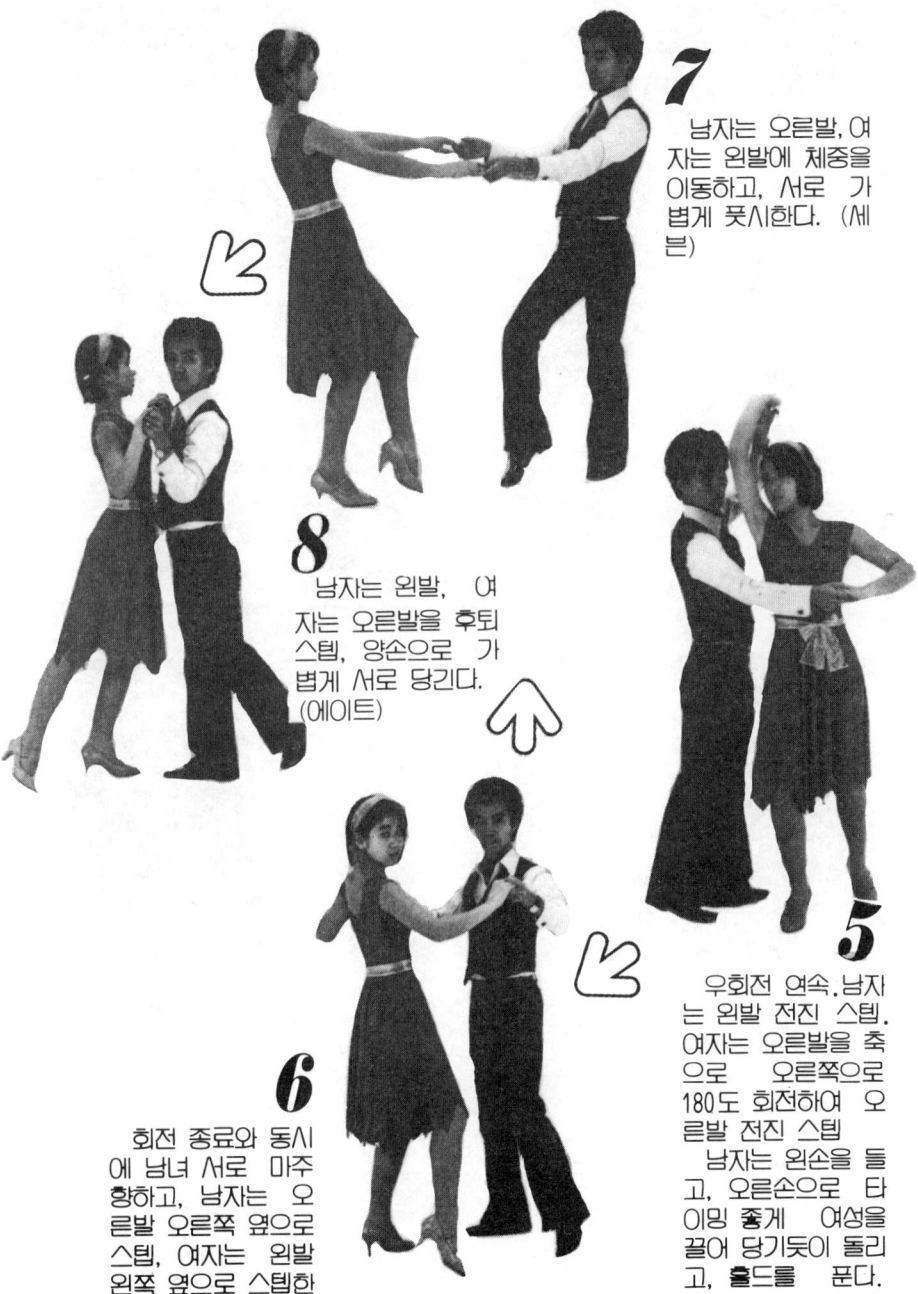

7
남자는 오른발, 여자는 왼발에 체중을 이동하고, 서로 가볍게 풋시한다. (세븐)

8
남자는 왼발, 여자는 오른발을 후퇴 스텝, 양손으로 가볍게 서로 당긴다. (에이트)

5
우회전 연속. 남자는 왼발 전진 스텝. 여자는 오른발을 축으로 오른쪽으로 180도 회전하여 오른발 전진 스텝
남자는 왼손을 들고, 오른손으로 타이밍 좋게 여성을 끌어 당기듯이 돌리고, 홀드를 푼다. (화이브)

6
회전 종료와 동시에 남녀 서로 마주향하고, 남자는 오른발 오른쪽 옆으로 스텝, 여자는 왼발 왼쪽 옆으로 스텝한다. ((식스)

95

Basic Step

베이직 · 스텝

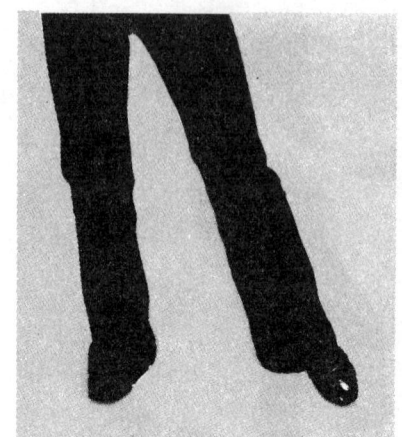

오른발을 오른쪽 옆으로 스텝

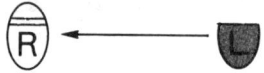

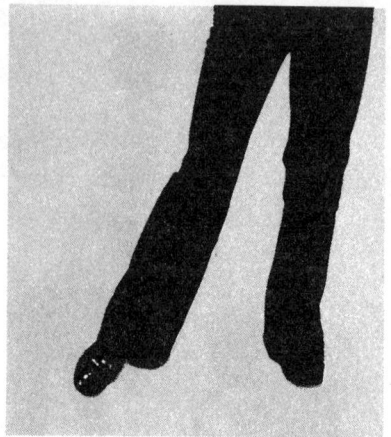

왼발을 왼쪽 옆으로 스텝

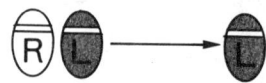

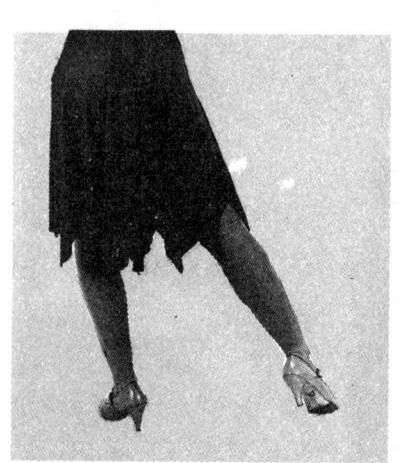

왼발을 왼쪽 옆으로 스텝

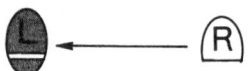

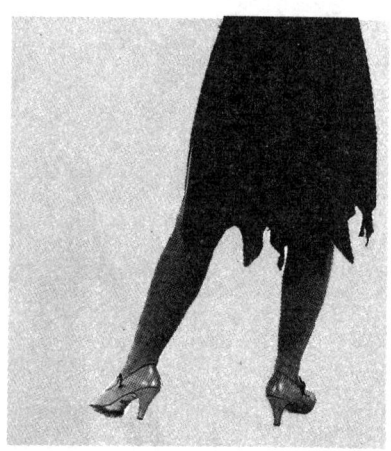

오른발을 오른쪽 옆으로 스텝

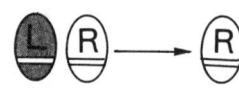

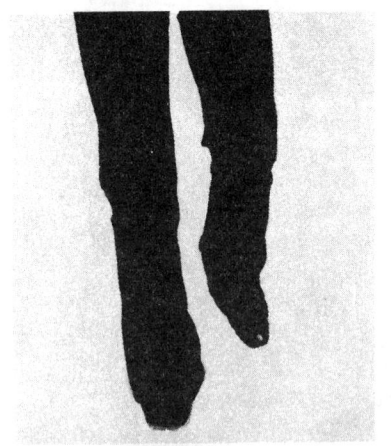

오른발을 전진 스텝

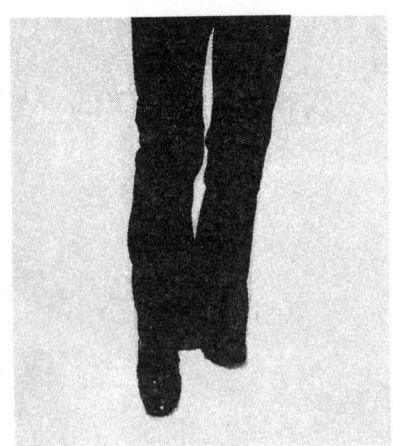

왼발을 뒤로 스텝

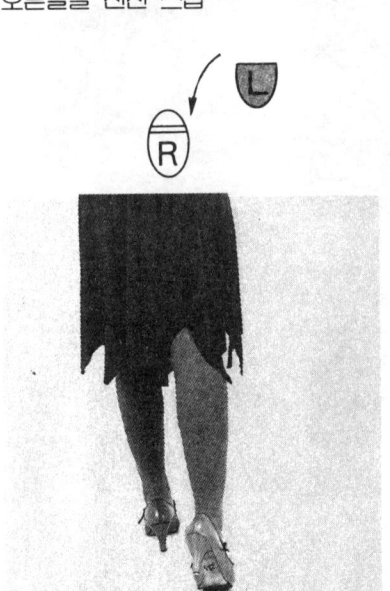

왼발을 전진 스텝

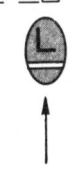

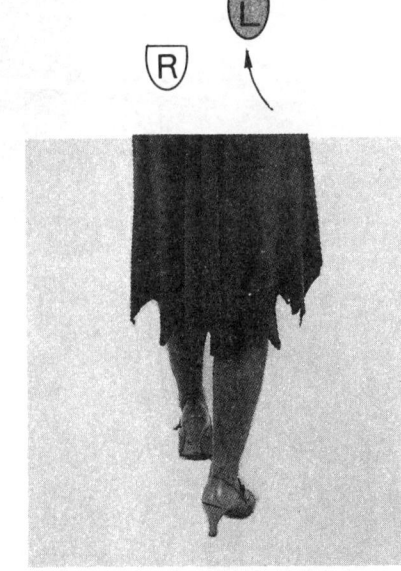

오른발을 뒤로 스텝

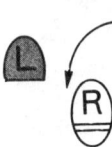

1

남자는 오른쪽 반신을 여자의 왼쪽 반신에 대고, 오른발에 체중을 얹고, 왼손을 앞으로 내찌르고, 왼쪽 무릎을 충분히 구부리고, 점잖은 자세를 취한다.

3

조금 어른스럽게! 탱고·허슬

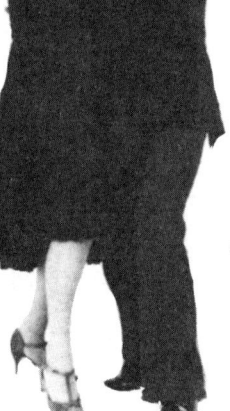

2

남 : 왼발을 체중을 얹지말고, 앞으로 텃치한다. 그 때 왼손과 허리를 날카롭게 앞으로 흔들어 낸다. 신체는 뒤로 치우쳐 둔다.

여 : 오른발을 앞으로 텃치하여 마찬가지로. (원)

남 : 왼발을 오른발 옆으로 되돌려 텃치한다. 그 때, 왼손과 허리를 뒤로 재빨리 당기고, 신체는앞으로 한다.

여 : 오른발을 왼발의 옆으로 되돌려 텃치한다. (투)

98

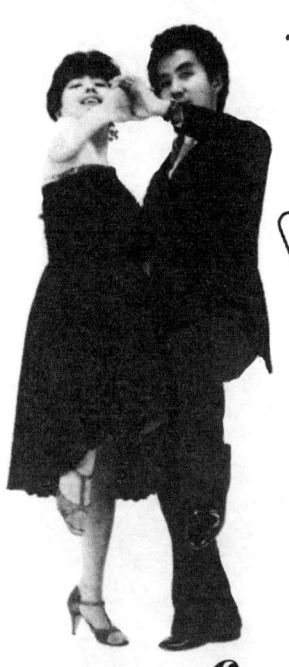

6 남자는 왼발, 여자는 오른발을 앞으로 킥한다. 홀드한 채. (화이브)

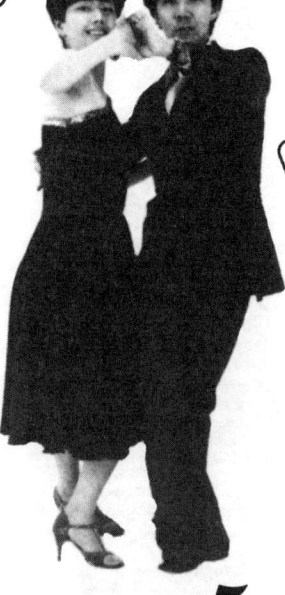

5 남자는 오른발, 여자는 왼발을 전진 워크한다. (투)
※카운트 스리에서 포까지 ④⑤ 를 반복한다.

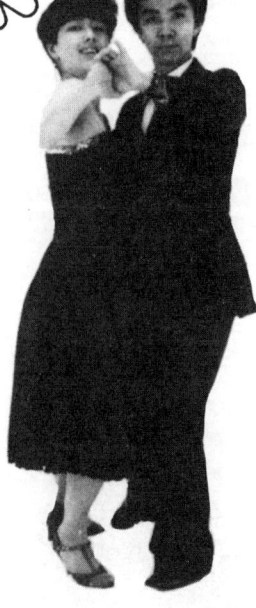

4 스타트의 상태에서, 남자는 허리를 내리고 왼발을, 여자는 오른발을 전진 워크한다. (원)

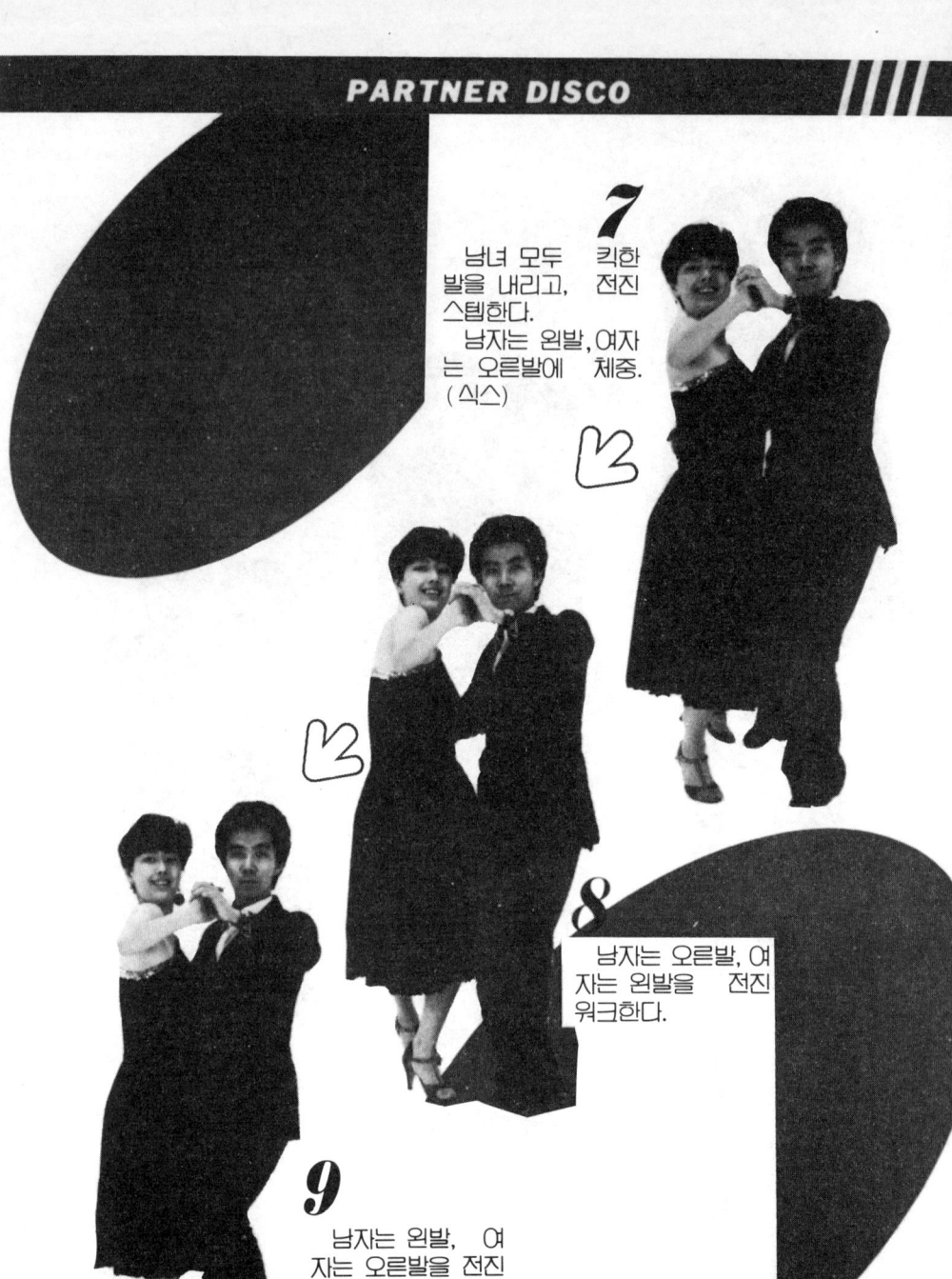

7
남녀 모두 킥한 발을 내리고, 전진 스텝한다.
남자는 왼발, 여자는 오른발에 체중.
(식스)

8
남자는 오른발, 여자는 왼발을 전진 워크한다.

9
남자는 왼발, 여자는 오른발을 전진 텃치한다. (에이트)

6장 좀 점잖게
라틴 · 허슬의 포즈를

　라틴 · 허슬은, 뉴욕 · 맨하탄에 모인, 남미로부터의 이주자들에 의해 자연 발생적으로 생겨난 것 같다.

　아메리카는 광대한 나라이기 때문에, 그 지방 토지나 여러 사항에 따라 댄스도 여러 가지가 있다.

　뉴욕에서는 뉴욕 · 허슬, 프로리다의 쵸코렛 · 허슬, 로스 · 엔젤레스나 샌프란시스코에서는 캘리포니아 · 허슬, 뉴욕 · 허슬에서 생긴 콘티낸탈 · 허슬, 스페니쉬 · 허슬에서 옛날의 탱고의 스텝이나 기분을 본뜬 탱고 · 허슬 등, 많은 허슬이 생겨났다.

　그러나, 라틴 · 허슬의 기본은, 식스 · 비이트로 춤추는 더블 · 허슬이라고 말 할 수 있다. 라틴 · 허슬의 몇가지 패턴을 기억했으면, 다음의 라틴 · 허슬 포즈를 실제로 실시해 보도록 하자.

Simple Dip

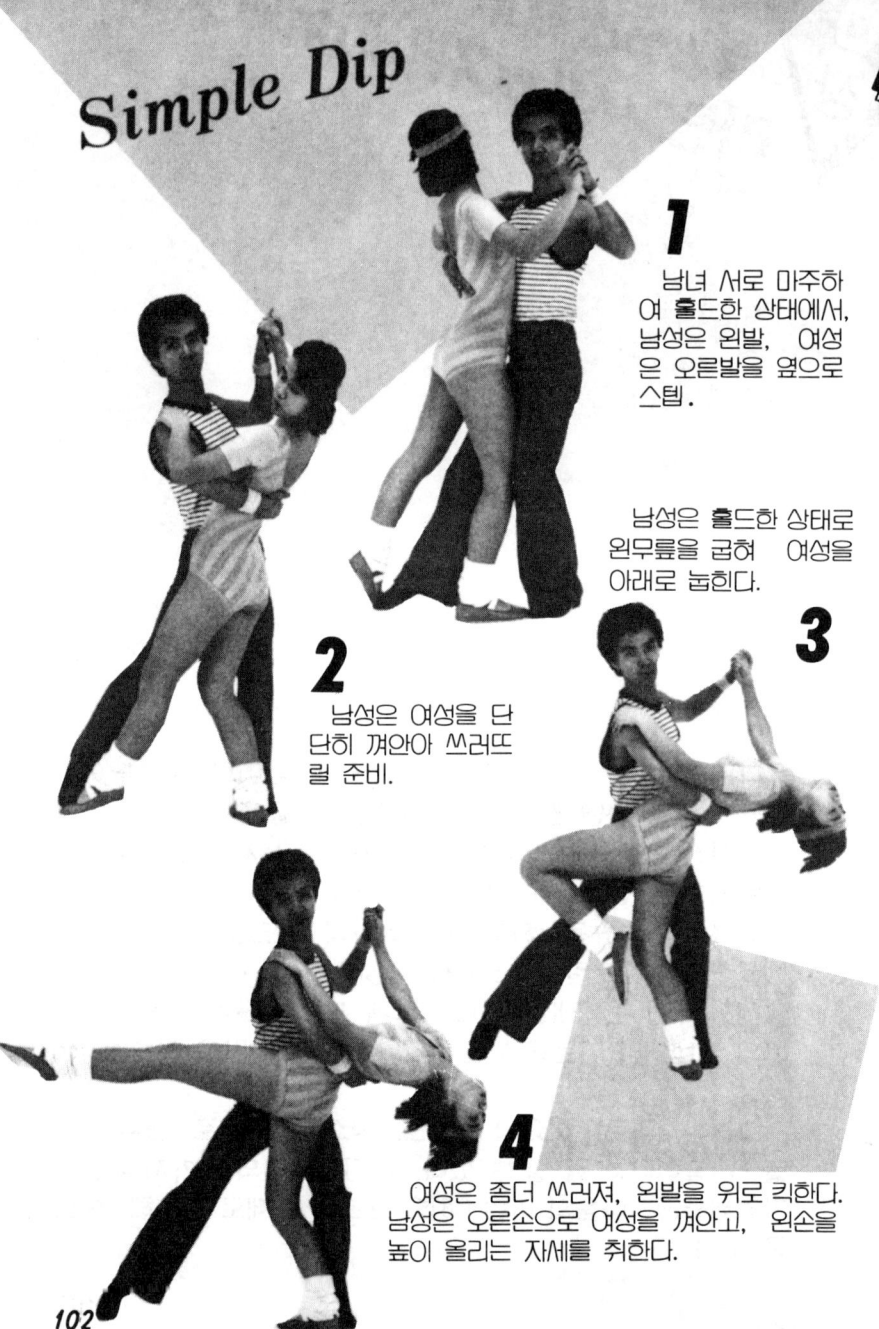

1

남녀 서로 마주하여 홀드한 상태에서, 남성은 왼발, 여성은 오른발을 옆으로 스텝.

3

남성은 홀드한 상태로 왼무릎을 굽혀 여성을 아래로 눕힌다.

2

남성은 여성을 단단히 껴안아 쓰러뜨릴 준비.

4

여성은 좀더 쓰러져, 왼발을 위로 킥한다. 남성은 오른손으로 여성을 껴안고, 왼손을 높이 올리는 자세를 취한다.

1 심플 · 딮으로 정열이 넘치도록

세로글자: 대드 · 드롭은 타이밍

Death Drop

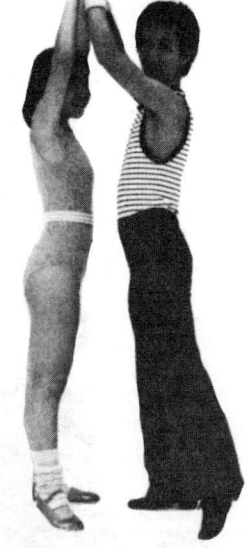

1
남녀 서로 마주하고, 양손을 단단히 홀드. 남성은 오른발, 여성은 왼발에 체중.

2
남성은 홀드한 양손을 높이 올리고, 여성은 오른발에 체중을 얹는 것과 동시에, 왼쪽으로 회전하며 쓰러질 준비.

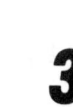

3
남성은 홀드한 양손을 쭉 왼쪽 비스듬히 앞으로 내리는 것과 동시에, 여성은 머리부터 드롭시키고, 왼발을 리프트한다.

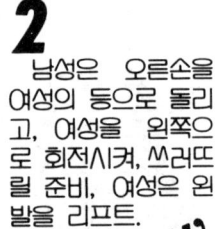

1
남녀 서로 마주한 위치에서 홀드를 뻗고, 남녀 모두 오른손을 홀드한다. 남성은 왼발, 여성은 오른발에 체중을 둔다.

③

멋지게 엘보 · 딮

2
남성은 오른손을 여성의 등으로 돌리고, 여성을 왼쪽으로 회전시켜, 쓰러뜨릴 준비. 여성은 왼발을 리프트.

Elbow Dip

3
남성은 오른손으로 단단히 여성을 껴안고, 왼발의 무릎을 느슨히 하여, 여성을 쓰러뜨린다. 여성은 왼발을 똑바로 펴고 리프트.

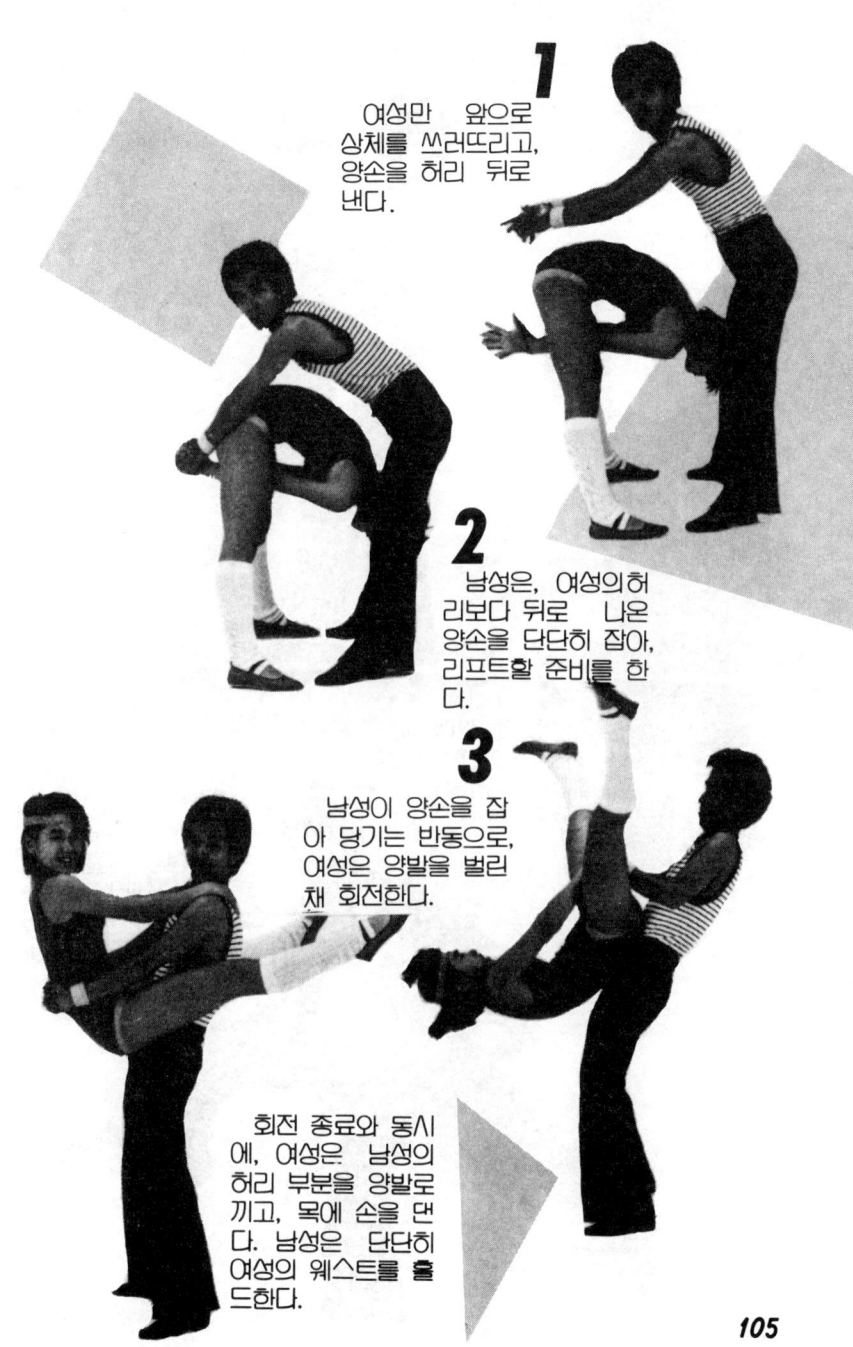

4

스트라들·로울러·리프트

1
여성만 앞으로 상체를 쓰러뜨리고, 양손을 허리 뒤로 낸다.

2
남성은, 여성의허리보다 뒤로 나온 양손을 단단히 잡아, 리프트할 준비를 한다.

3
남성이 양손을 잡아 당기는 반동으로, 여성은 양발을 벌린 채 회전한다.

회전 종료와 동시에, 여성은 남성의 허리 부분을 양발로 끼고, 목에 손을 댄다. 남성은 단단히 여성의 웨스트를 홀드한다.

5

하트가 춤추는 스윙·딮

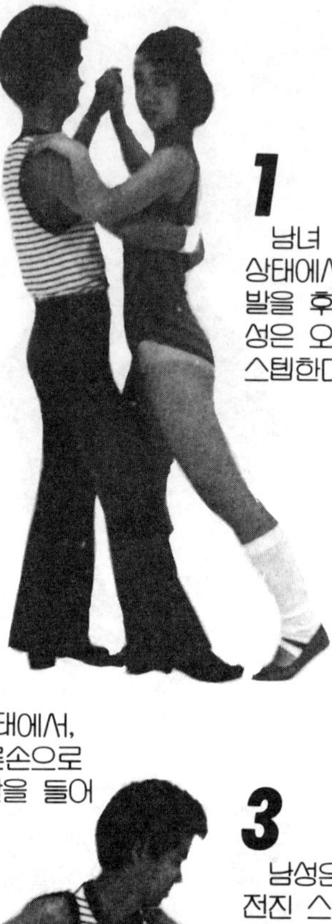

1

남녀 서로 마주한 상태에서, 남성은 왼발을 후퇴 스텝, 여성은 오른발을 전진 스텝한다.

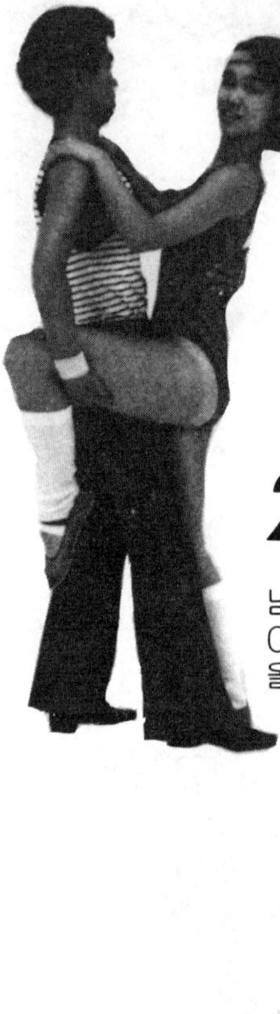

2

①의 상태에서, 남성은 오른손으로 여성의 왼발을 들어 올린다.

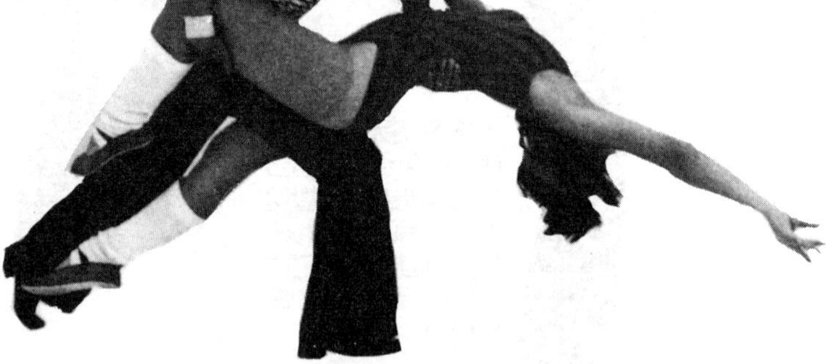

3

남성은 오른발을 전진 스텝하고, 무릎을 깊이 구부리고, 여성을 쓰러뜨린다.

106

6

사이들 · 사들 · 리프트

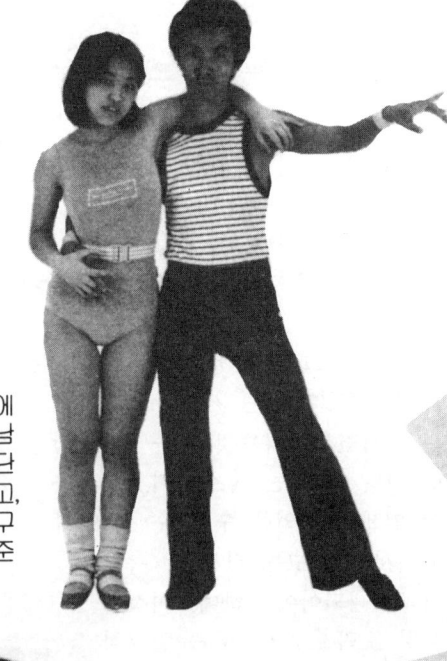

1

남성의 오른쪽에 여성을 세운다. 남성은 오른손으로, 단단히 여성을 껴안고, 오른발을 가볍게 구부리고, 리프트 준비를 한다.

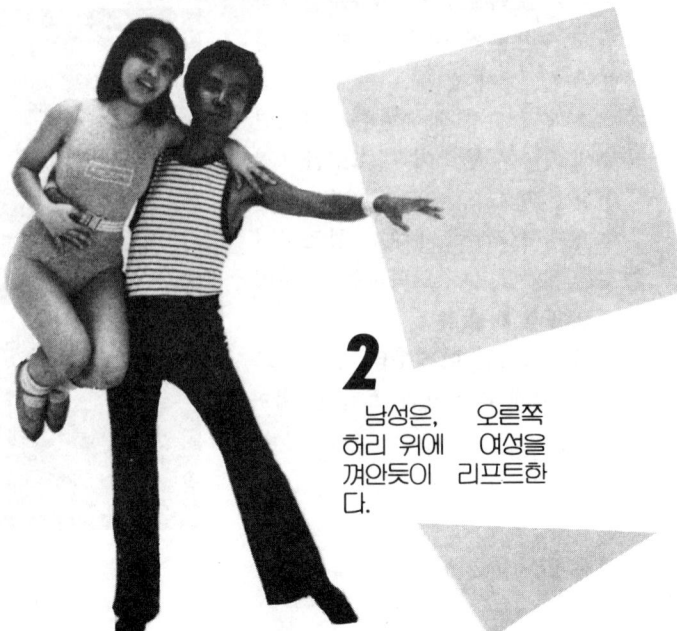

2

남성은, 오른쪽 허리 위에 여성을 껴안듯이 리프트한다.

스텝을 멈추고

디스코 라고 하면, 아직 우리 나라에서는 상당히 좋지 않게 보고 있으며, 불량 집단에서 행하고 있는 것으로 생각하고 있는 것은 안타까운 일이다.

특히 사건만을 들어 떠들거나, 미성년, 술, 담배 등과 연결하여 나쁜 것으로 디스코를 연결시키는 것은 잘못된 것이다.

디스코는, 그 시대 배경이 잘 나타나 재미 있으며, 또, 마음 가벼이 실시할 수 있는 시티 · 스포츠라고 할 수 있다. 순수하게 뮤직을 즐기면서, 마음껏 춤을 추며 땀을 흘리고, 모르는 사람들과 서로 만날 수 있는 장소이며, 유행을 느끼고, 라이프 · 사이클 내에서 액센트를 얻을 수 있는 것이다.

따라서 디스코는 건전한 측면에서 이해되어야 하며, 이것을 유용한 오락으로써, 또는 일상적인 스포츠로써 이용할 수 있도록 해야 할 것이다.

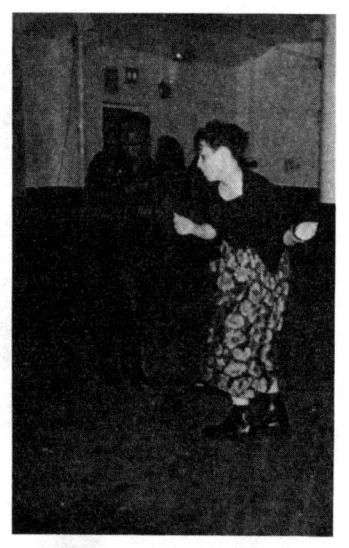

특히 감수성이 예민한 청소년층에 있어서는, 이 디스코를 건전한 생활 리듬으로써 받아들일 수 있도록 기성 세대가 협조 · 지도할 수 있도록 노력하는 것이 중요하다 하겠다.

자, 그러면 이제부터 우리 모두 즐겁게 디스코의 스텝을 밟아 보자.

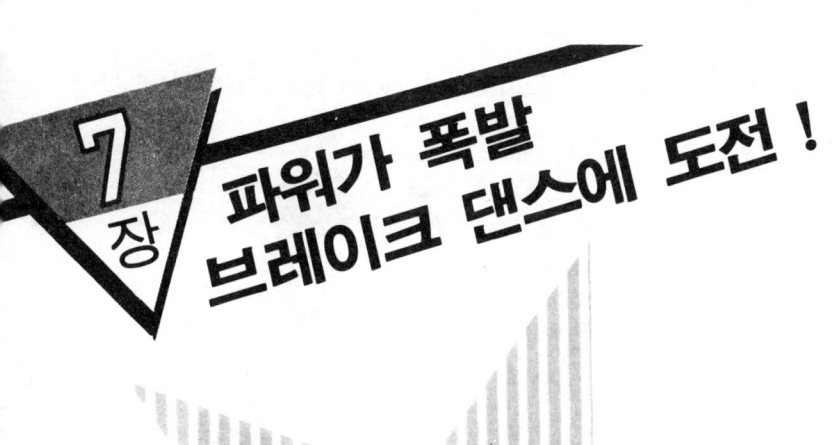

7장 파워가 폭발
브레이크 댄스에 도전 !

　브레이크 댄스는 움직임도 재미있고, 익살맞은 스텝이 많이 있다. 로보트와 같은 움직임을 닮아, 엘렉트릭·부기 라는 이름이 붙여있다.

　영화 '후렛시·댄스'에서 '브레이크·댄스', 그리고, 마이클·잭슨의 프로모우션 비디오 등으로 이미 많이 알려진 브레이크·댄스는, 젊은이들 사이에 침투하고 있다고 말 할 수 있다.

　오늘날, TV의 CF 에서, 쇼, 무대 등 브레이크·댄스는 여러 장소에서 주목을 받고 있다.

　어떤 이는, 브레이크·댄스는 흑인이나, 일부의 젊은이들만이 가능한 어려운 것이라고 하고 있으나, 이 장에 나오는 엘렉트릭·부기는, 여성이라도, 고령의 노인이라도 충분히 마스터할 수 있는 스텝이다.

❶ 더 록 이 기 본

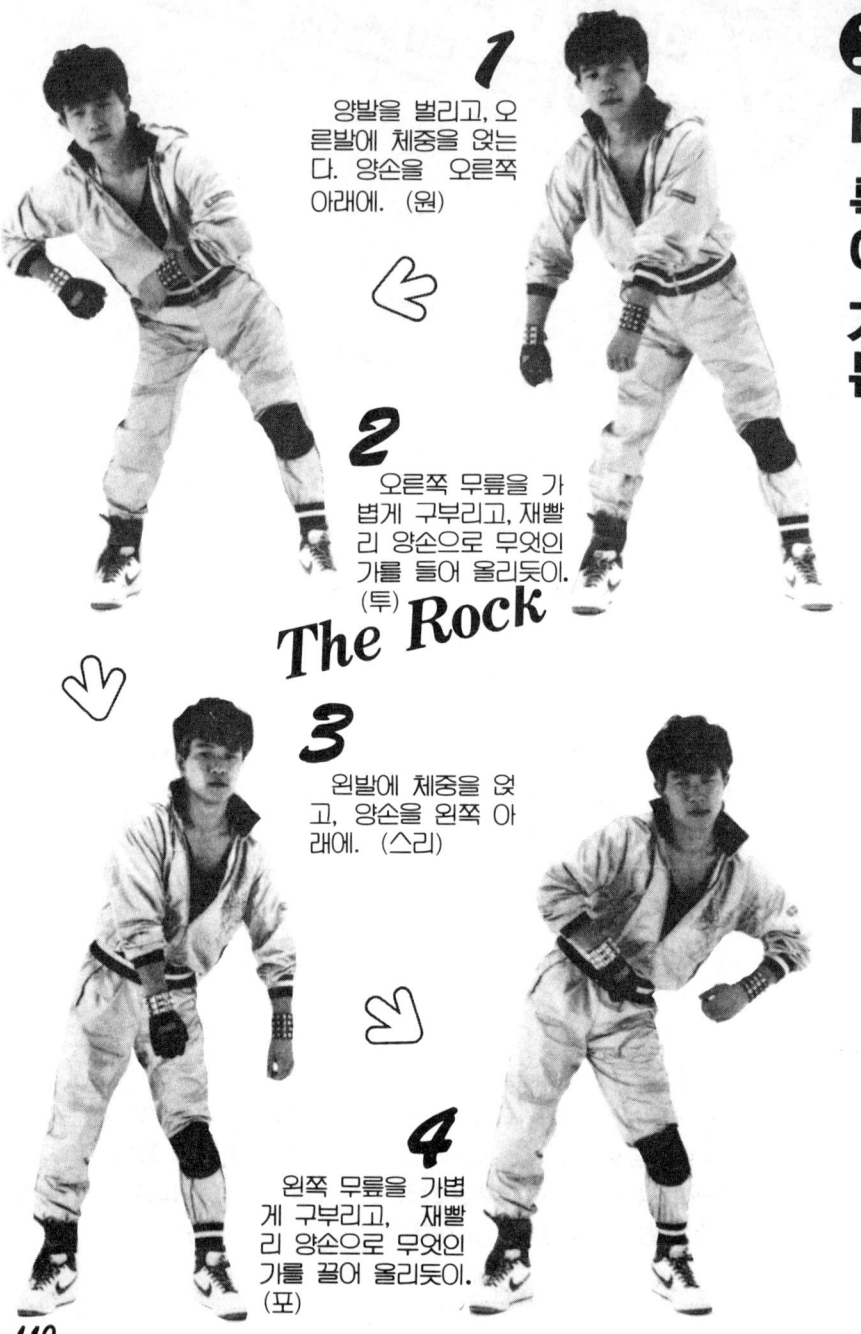

1
양발을 벌리고, 오른발에 체중을 얹는다. 양손을 오른쪽 아래에. (원)

2
오른쪽 무릎을 가볍게 구부리고, 재빨리 양손으로 무엇인가를 들어 올리듯이. (투)

The Rock

3
왼발에 체중을 얹고, 양손을 왼쪽 아래에. (스리)

4
왼쪽 무릎을 가볍게 구부리고, 재빨리 양손으로 무엇인가를 끌어 올리듯이. (포)

❷ 엉클·샘

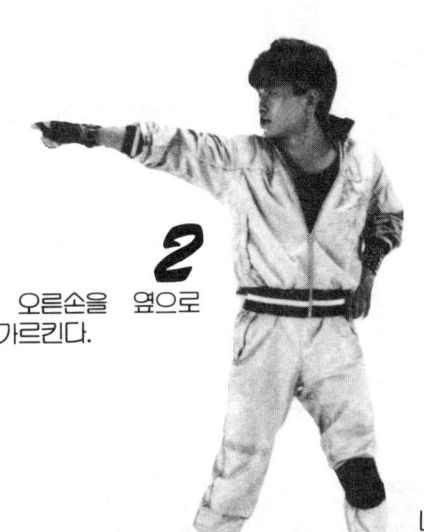

2 오른손을 옆으로 가르킨다.

1 오른손을 앞으로 내고, 점잖게 자세를 취한다.

Uncle Sam

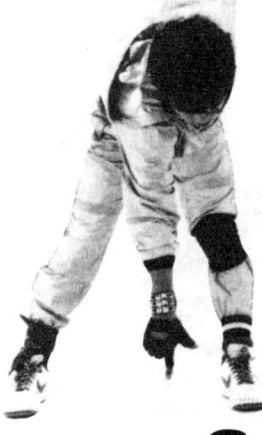

4 오른손을 어깨 근처에서 작게 돌리고, 재빨리 왼손을 앞으로 가르킨다.

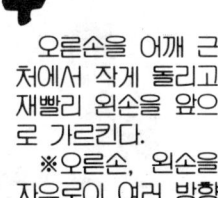

※오른손, 왼손을 자유로이 여러 방향으로, 2 카운트씩 연습해 본다. 조금 점잖게 하는 편이 좋다.

3 오른손을 아래로 가르킨다.

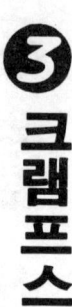

❸ 크램프스

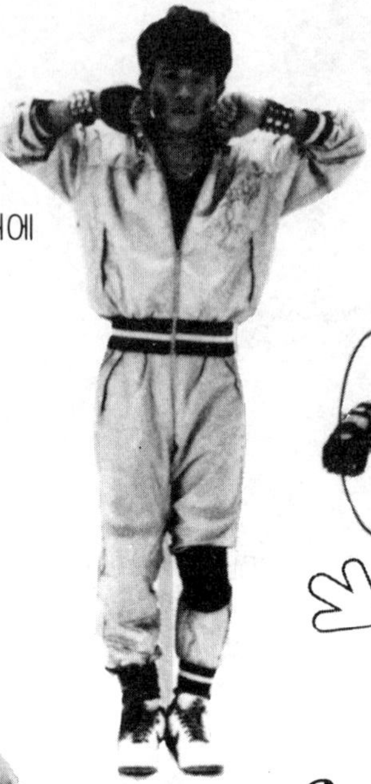

1

양손, 어깨 위에 둔다.

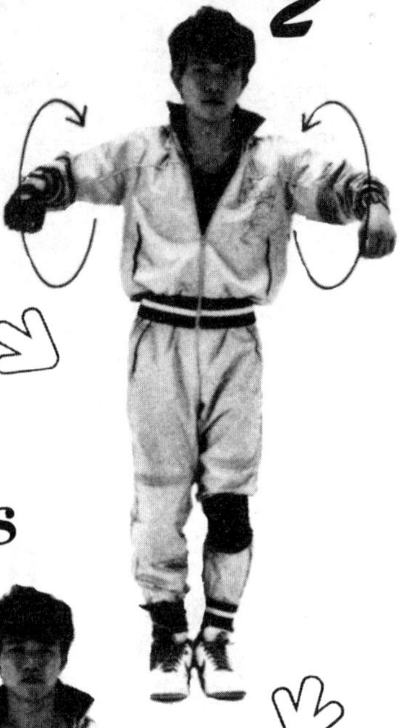

양손을 안쪽에서 바깥으로 빙글빙글 돌린다.

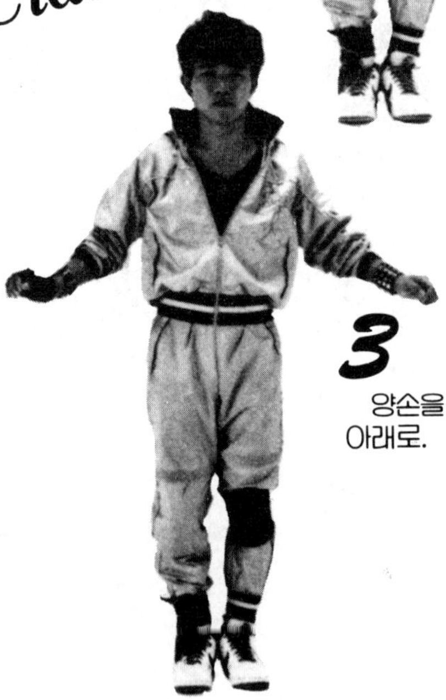

2

Clamps

3

양손을 돌리면서 아래로.

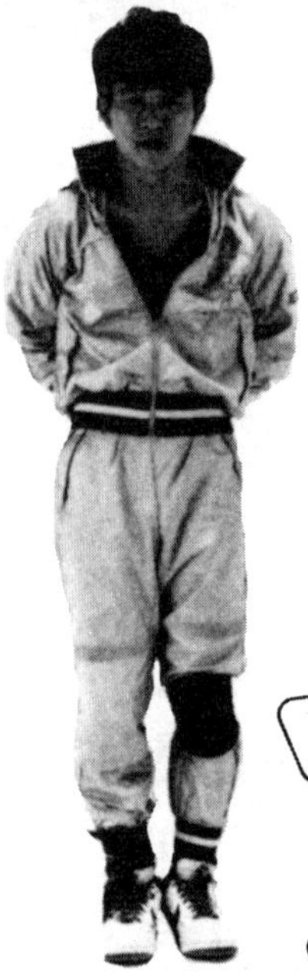

4

양손을 3회 돌려 뒤로, 허리 부근에서 손을 서로 잡는다. (① ~ ④ 에서 원~스리)

112

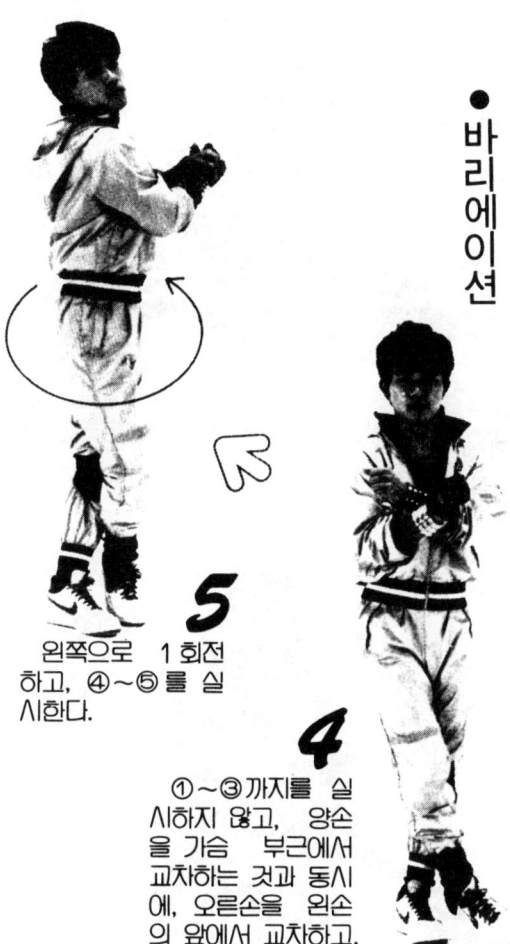

● 바리에이션

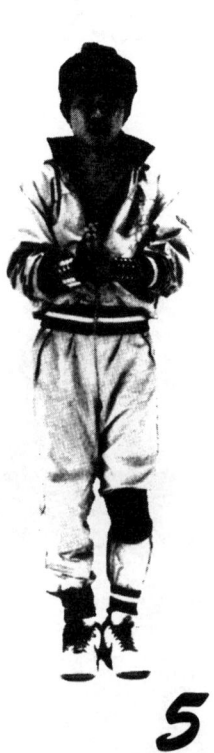

5

왼쪽으로 1 회전
하고, ④∼⑤를 실
시한다.

4

①∼③까지를 실
시하지 않고, 양손
을 가슴 부근에서
교차하는 것과 동시
에, 오른손을 왼손
의 앞에서 교차하고,
왼쪽으로 돌릴 준비.

5

작게 점프하고, 재
빨리 양손을 앞에서
크램프. (포)

Knee Drop

4 니·드롭

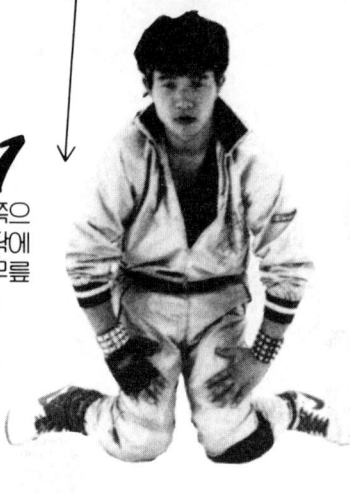

1

양 무릎을 안쪽으
로 회전시켜 바닥에
댄다. 양손은 무릎
위에. (원~투)

2

재빨리 양 무릎을
바깥쪽으로 회전하
고 신체를 반 정도
일으킨다. (스리)

3

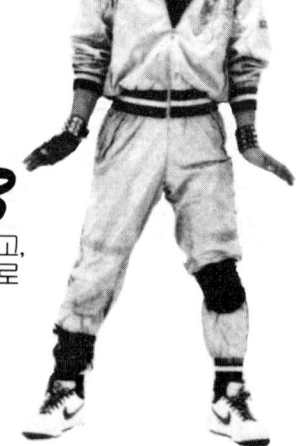

신체를 일으키고,
양손을 허리 옆으로
벌린다. (포)

114

5 킥 · 드롭은 남성적으로

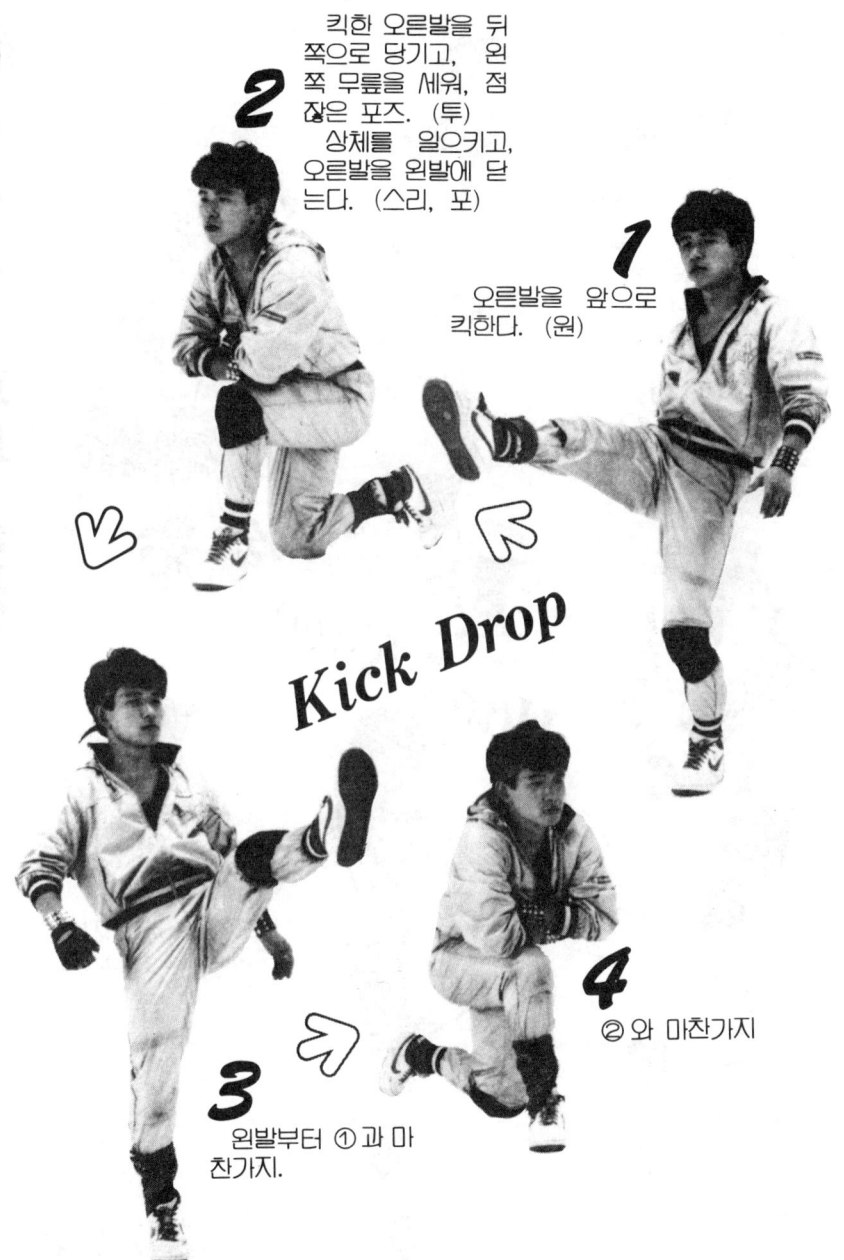

2 킥한 오른발을 뒤쪽으로 당기고, 왼쪽 무릎을 세워, 점잖은 포즈. (투)
상체를 일으키고, 오른발을 왼발에 닿는다. (스리, 포)

1 오른발을 앞으로 킥한다. (원)

Kick Drop

3 왼발부터 ①과 마찬가지.

4 ②와 마찬가지

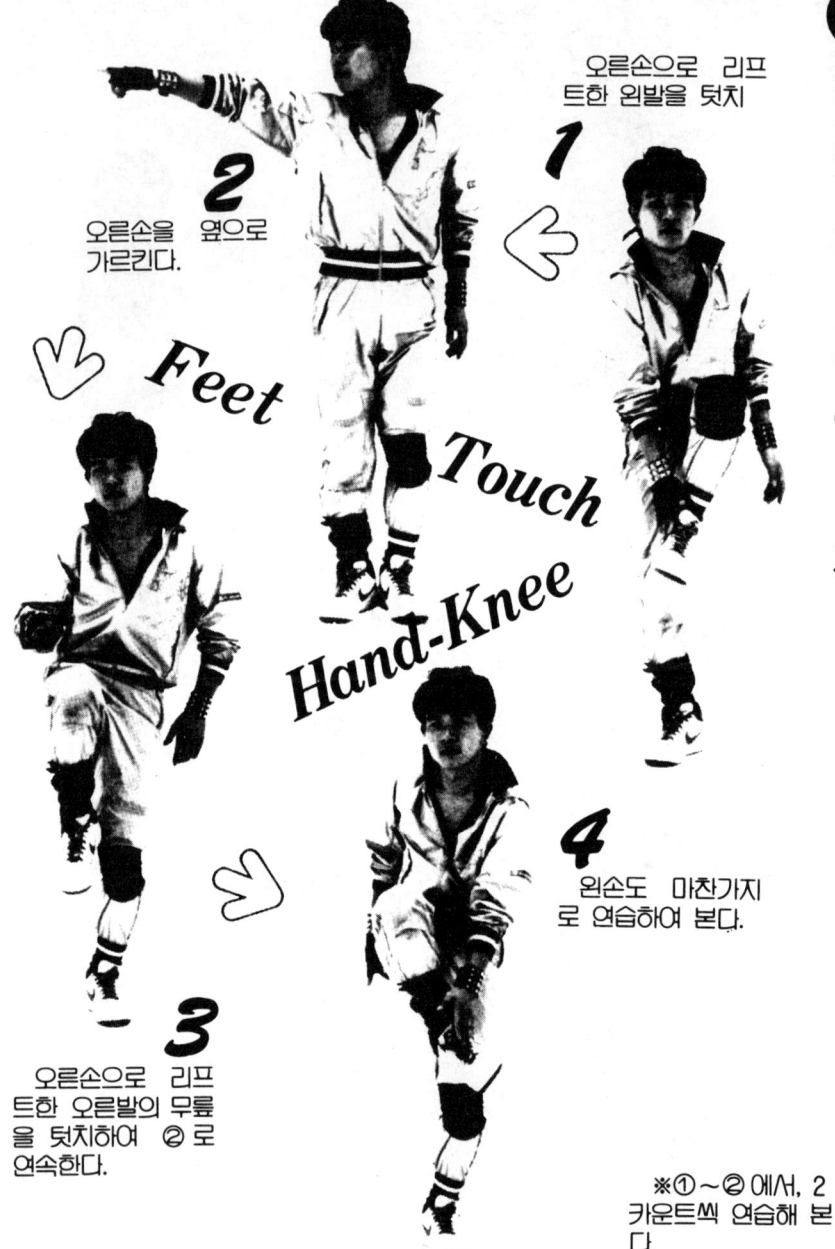

6 핸드 · 니 · 피트 · 텃치

오른손으로 리프
트한 왼발을 텃치

1

2
오른손을 옆으로
가르킨다.

Feet

Touch

Hand-Knee

4
왼손도 마찬가지
로 연습하여 본다.

3
오른손으로 리프
트한 오른발의 무릎
을 텃치하여 ②로
연속한다.

※①〜②에서, 2
카운트씩 연습해 본
다.

116

⑦ 알파 · 킥스로 다이나믹하게

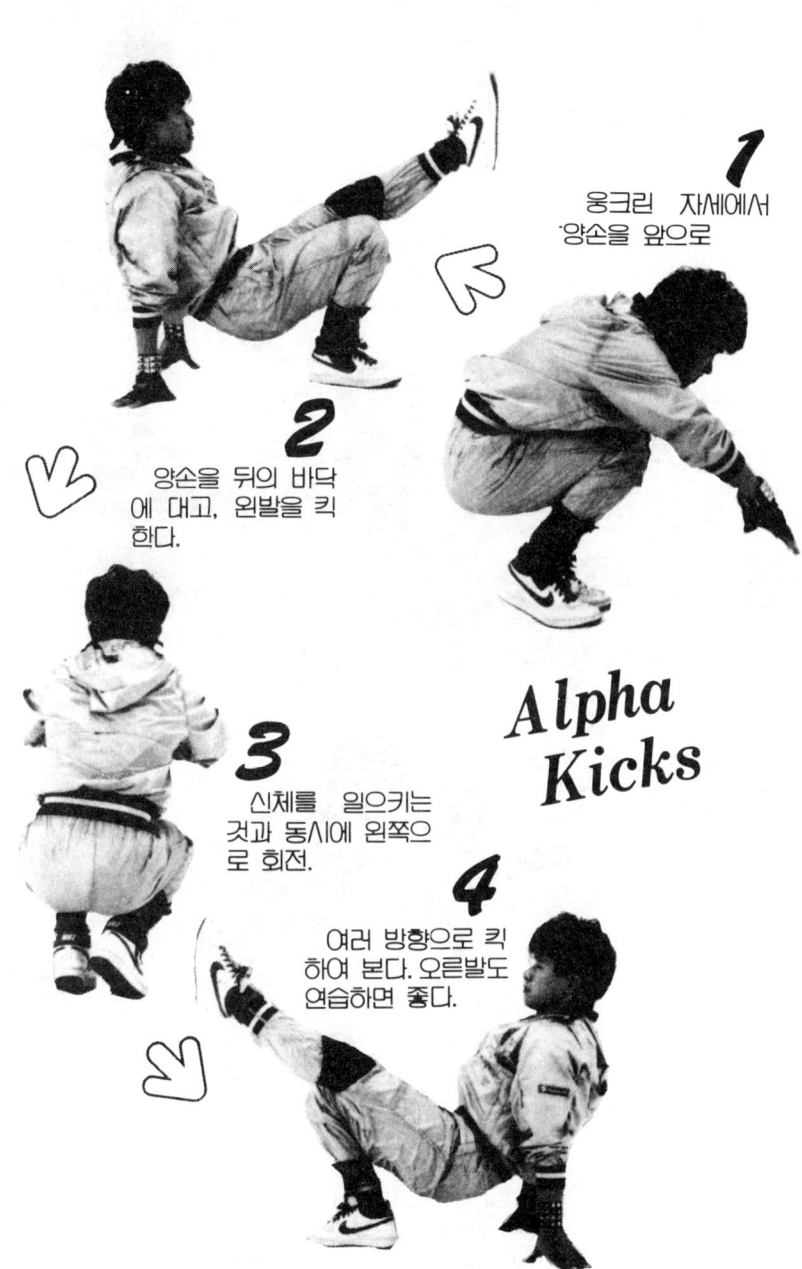

1 웅크린 자세에서 양손을 앞으로

2 양손을 뒤의 바닥에 대고, 왼발을 킥한다.

3 신체를 일으키는 것과 동시에 왼쪽으로 회전.

4 여러 방향으로 킥하여 본다. 오른발도 연습하면 좋다.

Alpha Kicks

Scubat

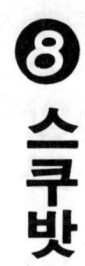

1
양다리를 닫고 서
서, 왼발 쪽으로 체
중을 둔다. (스타트)

2
오른발을 오른쪽
옆으로 마음껏 킥한
다. (원)

3
킥한 오른발을 내
릴 때, 작게 점프.
(투)
동시에, 왼발을 왼
쪽 옆으로 마음껏
킥. (스리)
킥한 왼발을 오른
발에 닫는다. (포)

118

⑨ 스쿠밧 · 호프로 허슬

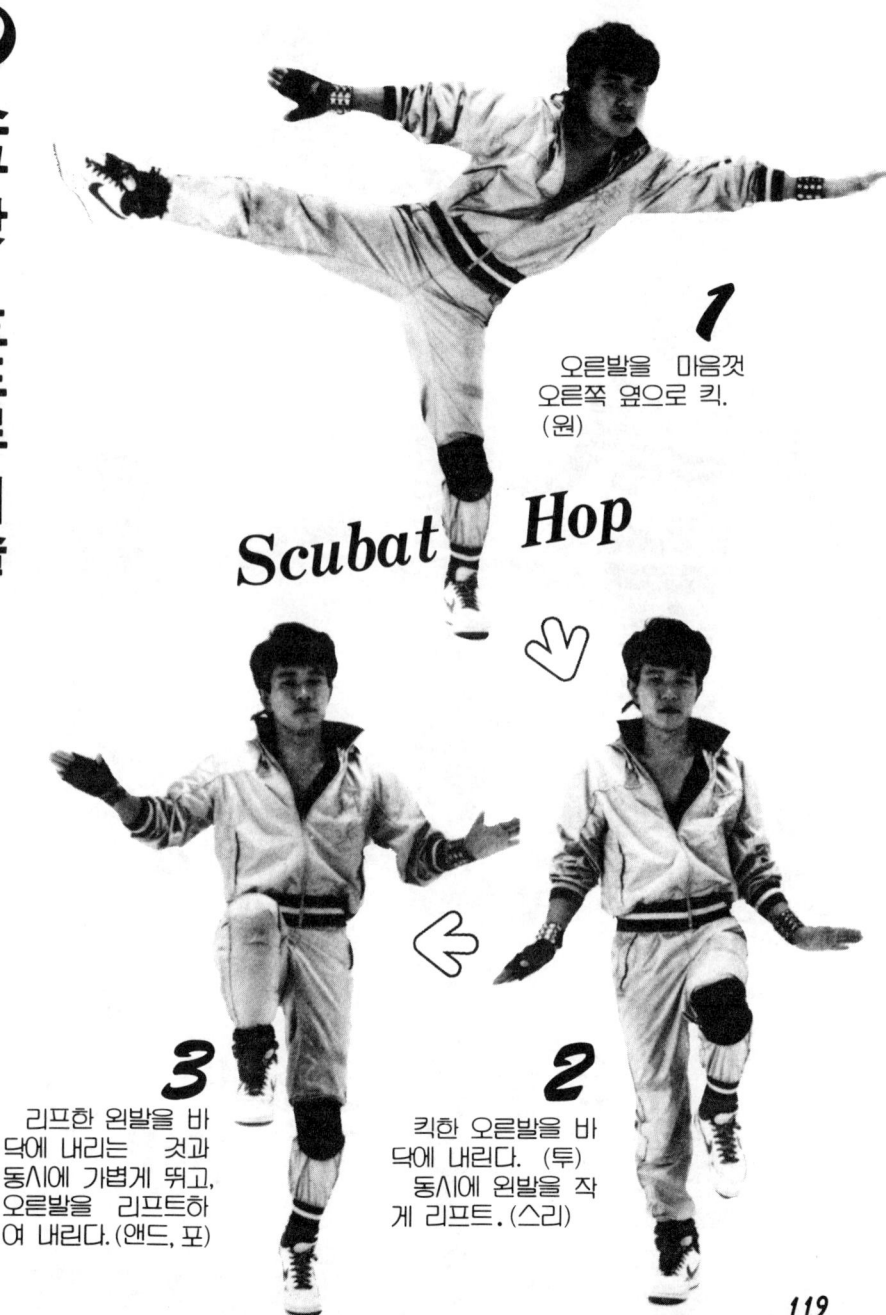

Scubat Hop

1

오른발을 마음껏
오른쪽 옆으로 킥.
(원)

3

리프한 왼발을 바
닥에 내리는 것과
동시에 가볍게 뛰고,
오른발을 리프트하
여 내린다.(앤드, 포)

2

킥한 오른발을 바
닥에 내린다. (투)
동시에 왼발을 작
게 리프트.(스리)

119

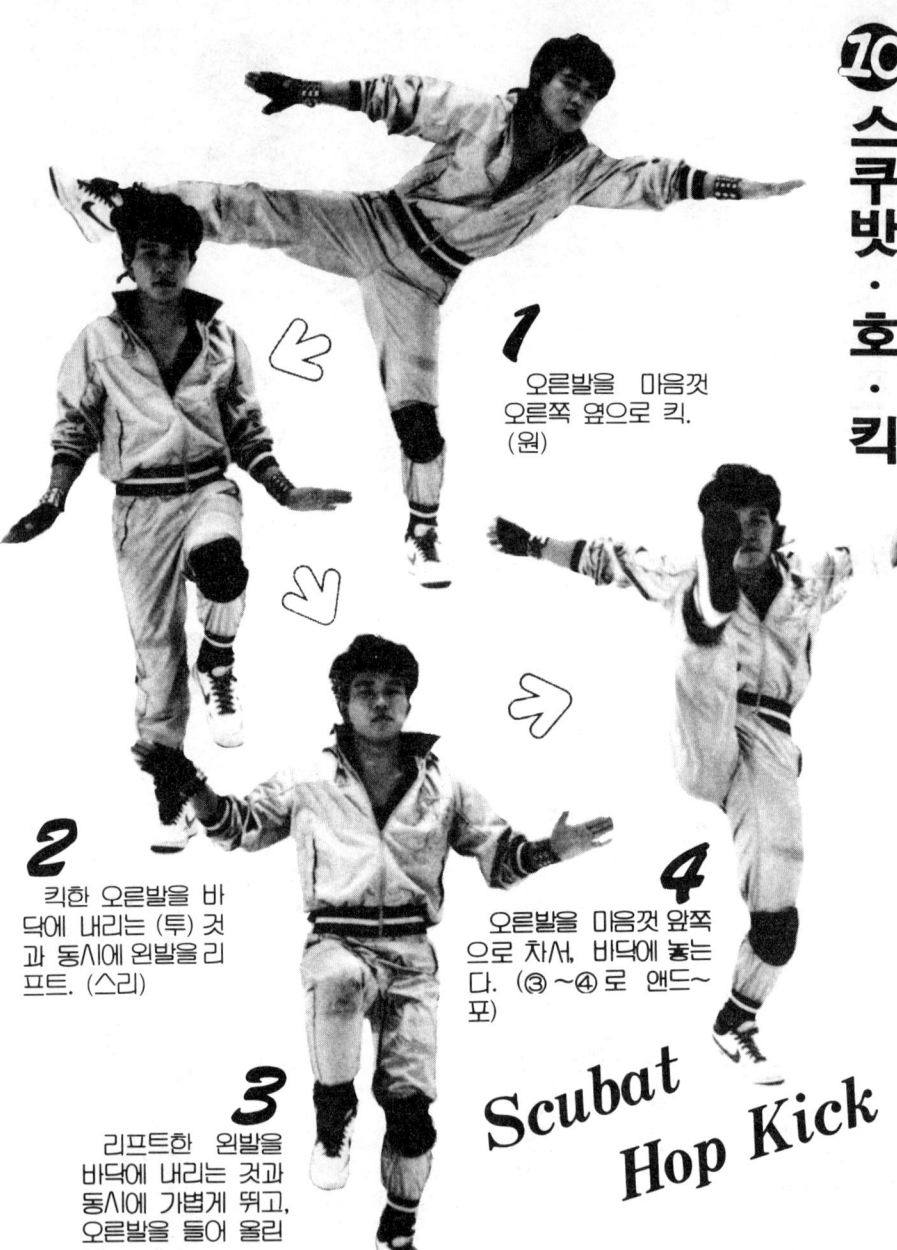

⑩스쿠밧·호·킥

1
오른발을 마음껏 오른쪽 옆으로 킥. (원)

2
킥한 오른발을 바닥에 내리는 (투) 것과 동시에 왼발을 리프트. (스리)

3
리프트한 왼발을 바닥에 내리는 것과 동시에 가볍게 뛰고, 오른발을 들어 올린다.

4
오른발을 마음껏 앞쪽으로 차서, 바닥에 놓는다. (③~④로 앤드~포)

Scubat
Hop Kick

120

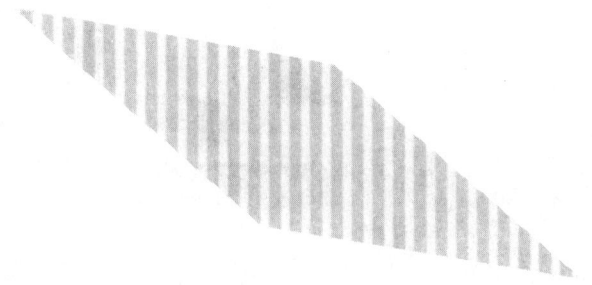

8장 이것이 브레이킹이다!

　　브레이크·댄서 중에서, 가장 화려한 아크로바틱한 스텝을, 브레이킹 이라고 한다. 그러나, 이들 스텝을 갑자기 실시하는 것은 매우 위험하다. 브레이킹 전에는, 반드시 착실하게 엑스사이즈를 실시하여, 신체의 관절이나 근육도 풀어 주어야 한다.

　　빨리 보기 좋은 스텝을 하고 싶은 마음은 들겠지만, 갑자기 춤을 추면, 근육이 어긋나거나 결림 등이 일어나기 쉽다.

　　브레이킹의 기(技)에는, 백·스텝이나 해드·스핀, 뉴·턴 등도 있다. 신체의 관절이나, 머리부분, 등뼈 등은 인간의 신체 중에서도 가장 중요한 부분이다. 브레이킹은, 단련하기 어려워 사고를 일으키기 쉬운 부분을 빈번히 사용하기 때문에, 처음에는 무리를 하지 말고, 자신의 페이스로 천천히 연습을 하는 것이 바람직하다.

　　또 이들 브레이킹을 춤출 때에는, 머리를 보호하기 위하여 모자를 쓰거나, 무릎을 보호하기 위하여 붕대 등을 감아, 가능한 한 위험을 피하는 방법을 연구하여 춤추는 것도 중요하다.

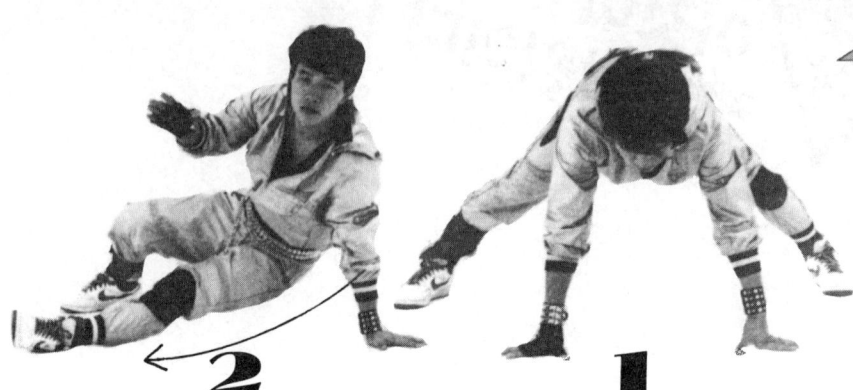

1

백 · 스핀으로 춤춘다(아크로바틱 · 스텝)

2

왼발과 신체를 오른쪽 비스듬히 앞쪽으로, 미끄러지듯이 크게 낸다.

1

양발을 크게 벌리고, 바닥에 기는 자세를 취한다.

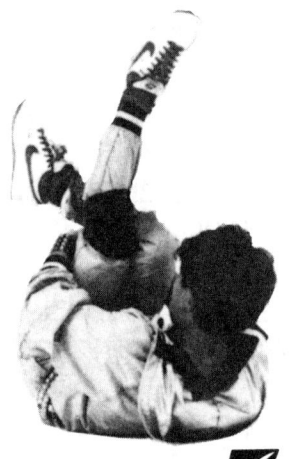

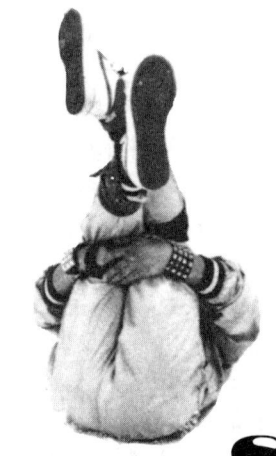

7

왼쪽으로 회전 연속 중.

8

왼쪽으로 회전 연속 중. 요령은 등 중앙 윗쪽으로 돌 것

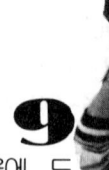

9

회전을 마쳤으면, 마음에 드는 포즈를 취하도록 한다.

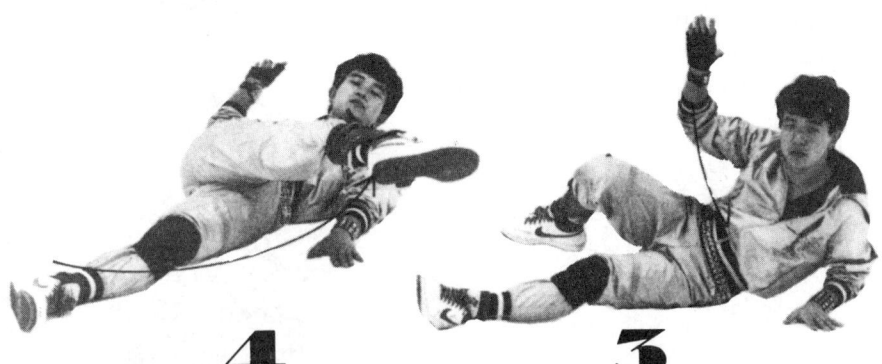

4

상체를 쓰러뜨리고 오른발을 흔들어 올리고, 왼쪽으로 돌린다.

3

상체를 왼쪽으로 비틀듯이 쓰러뜨리고, 회전으로 들어갈 준비

Back Spin

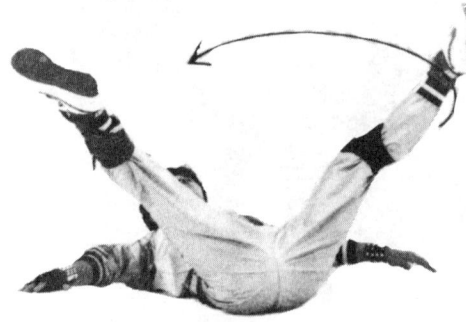

5

더욱 왼발을 흔들어 올리고, 왼쪽으로 돌린다. 머리는 들어 올린다.

※카운트는 자유로 취한다. ⑥~⑧은 가능한 한 빨리 돌리고 회전 수를 증가시키면서 연습한다.

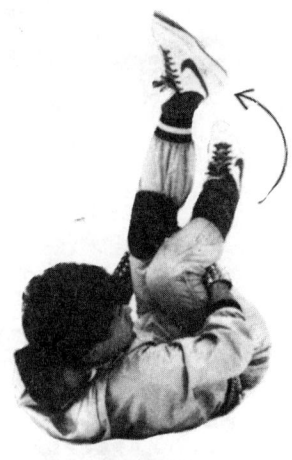

6

발을 흔들어 돌리는 반동으로, 신체가 자연히 왼쪽으로 회전하기 때문에, 재빨리 양손으로 껴안아야 한다.

※상체를 비틀어 쓰러뜨리고, 오른발에서 왼발로 흔들어 올리고, 돌리는 반동으로 신체를 자연스럽게 왼쪽으로 회전시킨다. 무리하여 돌리려고 하지말고, 처음에는 천천히 연습한다.

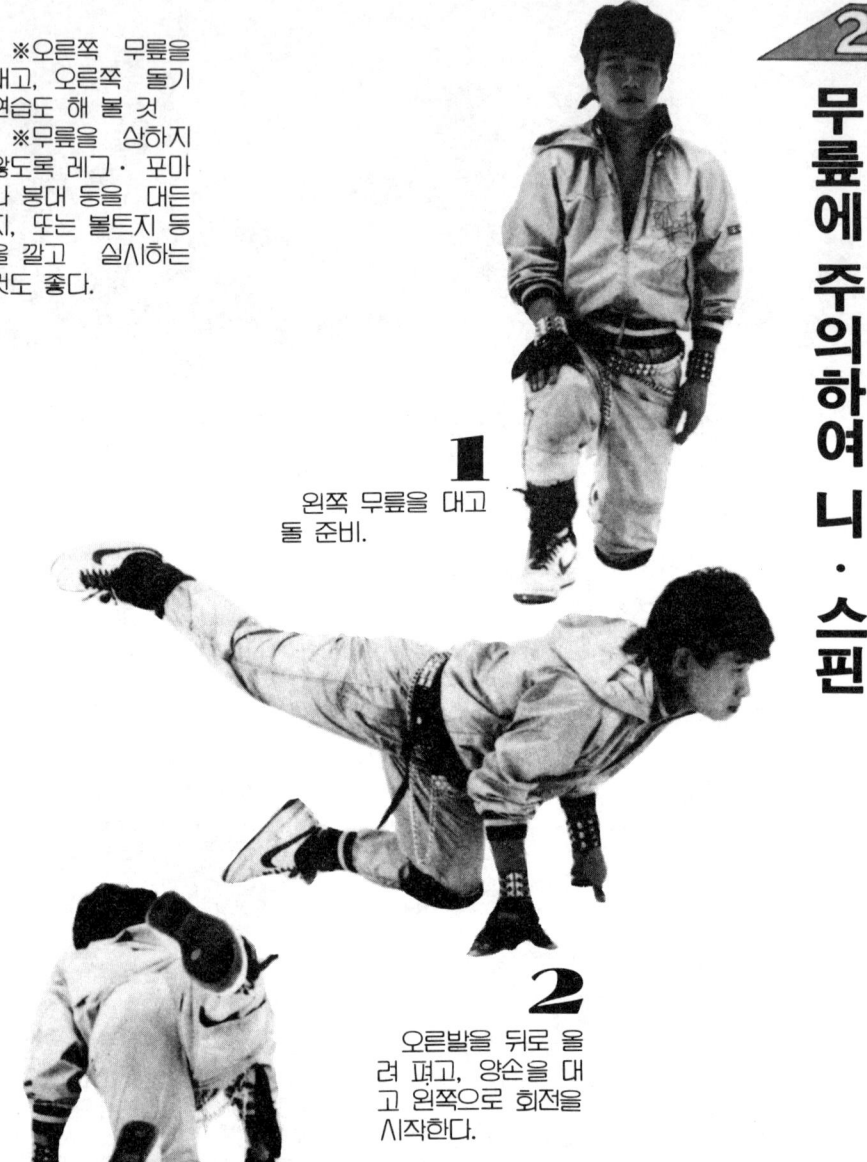

2

무릎에 주의하여 니·스핀

※오른쪽 무릎을 대고, 오른쪽 돌기 연습도 해 볼 것

※무릎을 상하지 않도록 레그·포마나 붕대 등을 대든지, 또는 볼트지 등을 깔고 실시하는 것도 좋다.

1
왼쪽 무릎을 대고 돌 준비.

2
오른발을 뒤로 올려 펴고, 양손을 대고 왼쪽으로 회전을 시작한다.

3 회전 연속 중

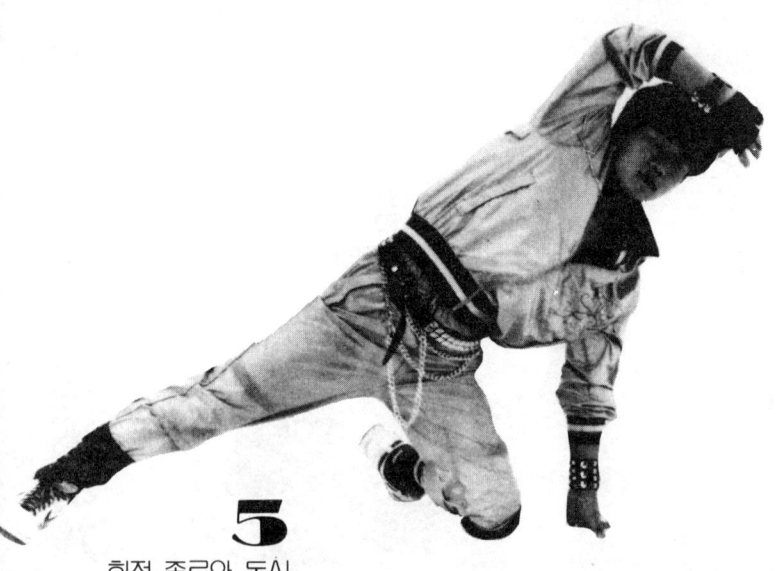

5
회전 종료와 동시
에, 마지막 포즈를
취한다.

Knee Spins

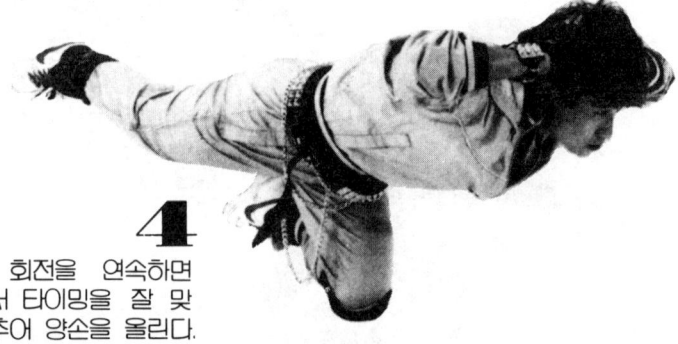

4
회전을 연속하면
서 타이밍을 잘 맞
추어 양손을 올린다.
회전의 스피드가 충
분히 붙은 다음 실
시하는 것이 요령이
다.

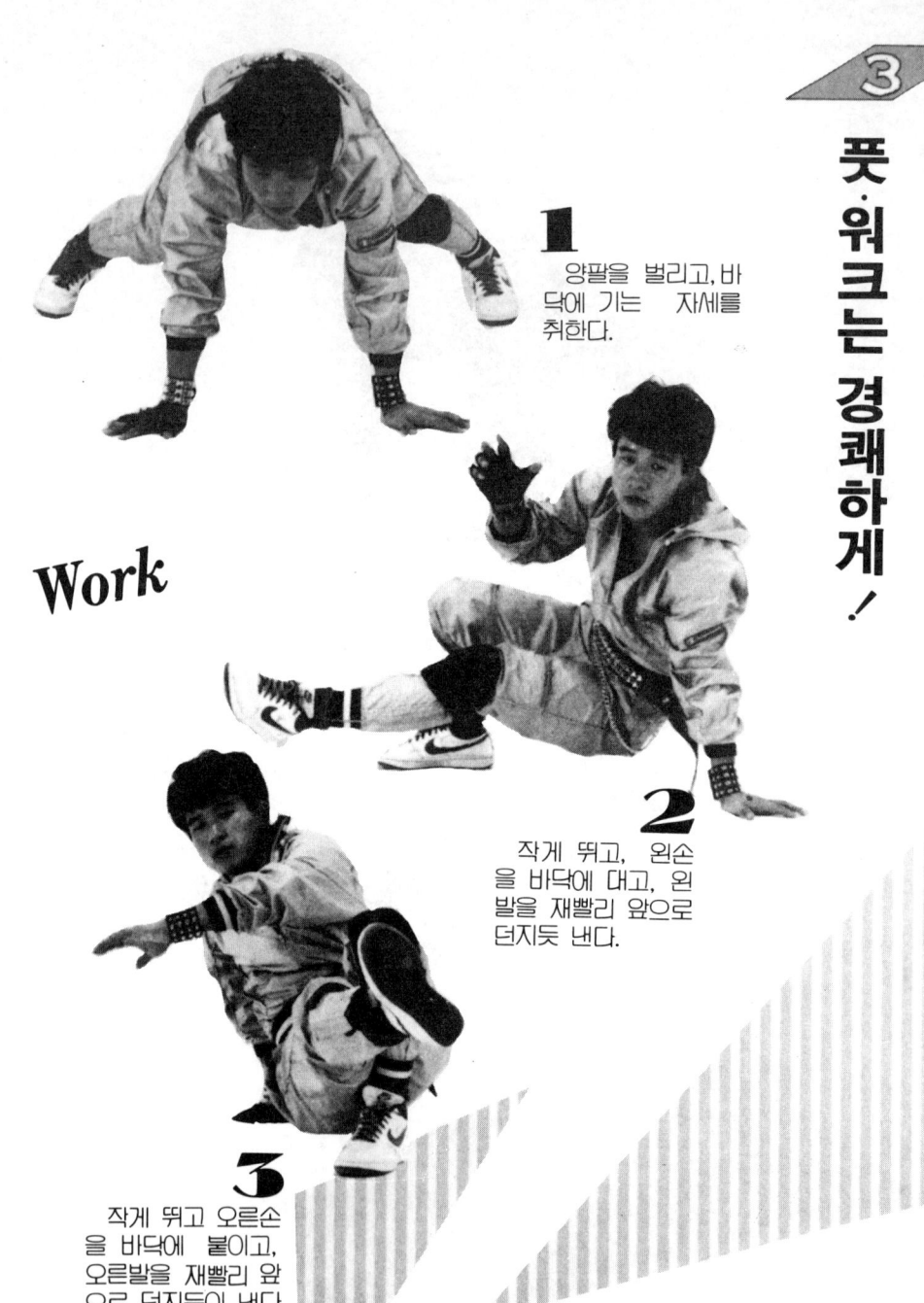

3

풋·워크는 경쾌하게!

1
양팔을 벌리고, 바닥에 기는 자세를 취한다.

Work

2
작게 뛰고, 왼손을 바닥에 대고, 왼발을 재빨리 앞으로 던지듯 낸다.

3
작게 뛰고 오른손을 바닥에 붙이고, 오른발을 재빨리 앞으로 던지듯이 낸다.

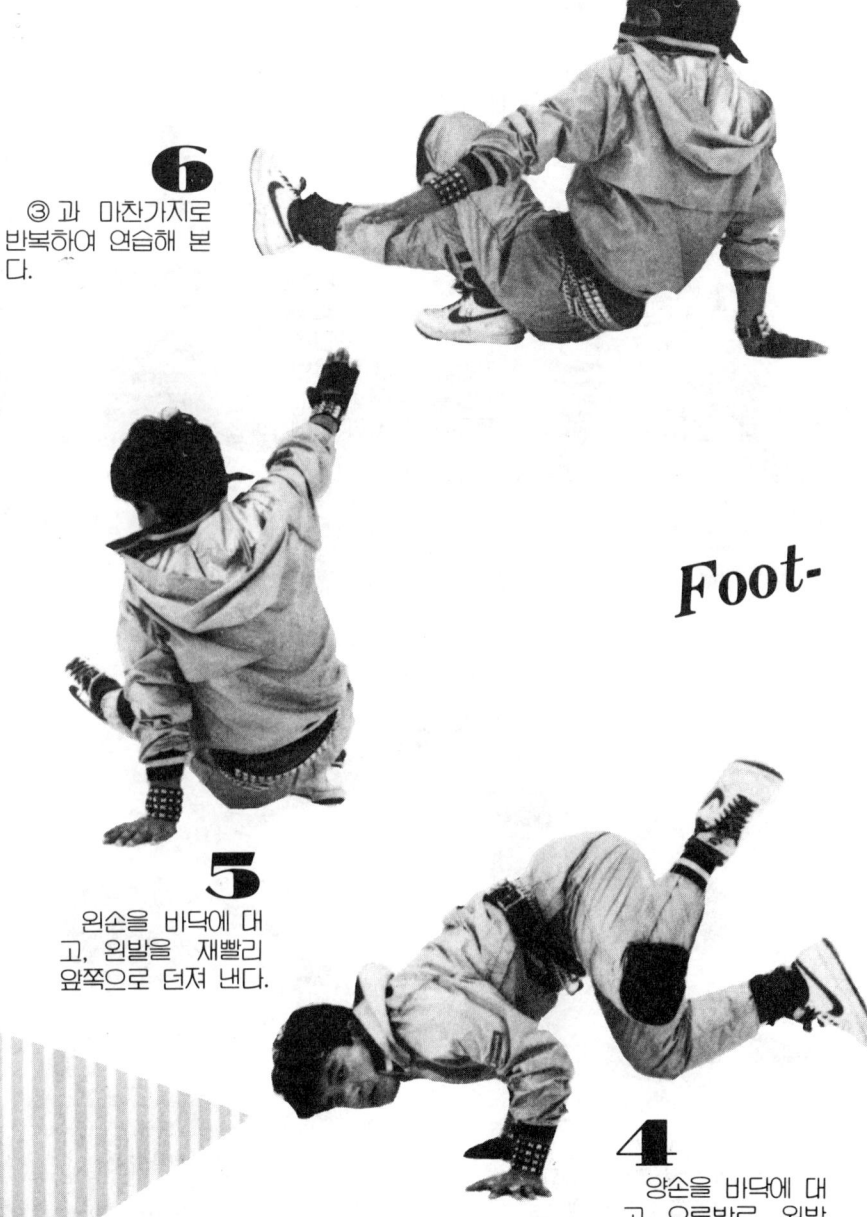

6
③과 마찬가지로
반복하여 연습해 본
다.

Foot-

5
왼손을 바닥에 대
고, 왼발을 재빨리
앞쪽으로 던져 낸다.

4
양손을 바닥에 대
고, 오른발로 왼발
을 차듯이 한다.

127

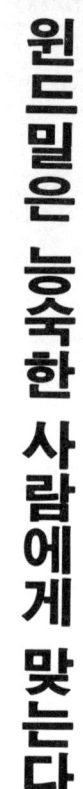

윈드밀은 능숙한 사람에게 맞는다

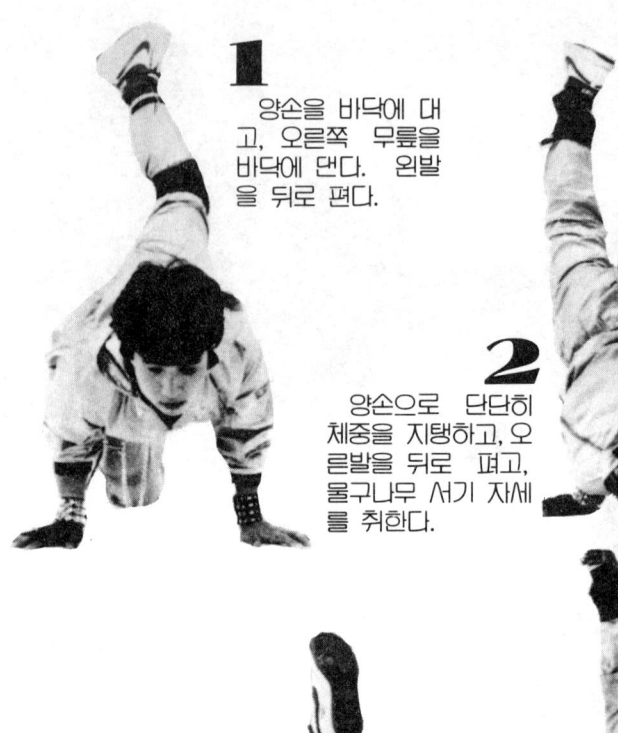

1
양손을 바닥에 대
고, 오른쪽 무릎을
바닥에 댄다. 왼발
을 뒤로 편다.

2
양손으로 단단히
체중을 지탱하고, 오
른발을 뒤로 펴고,
물구나무 서기 자세
를 취한다.

3
양발을 크게 벌리
고, 신체는 오른쪽
으로 회전하고, 왼
쪽으로 원(円) 상태
로 돌기 시작한다.

4
회전하고 있는 사
이 양발을 쭉 펴고,
어깨를 이용하여 돈
다.

128

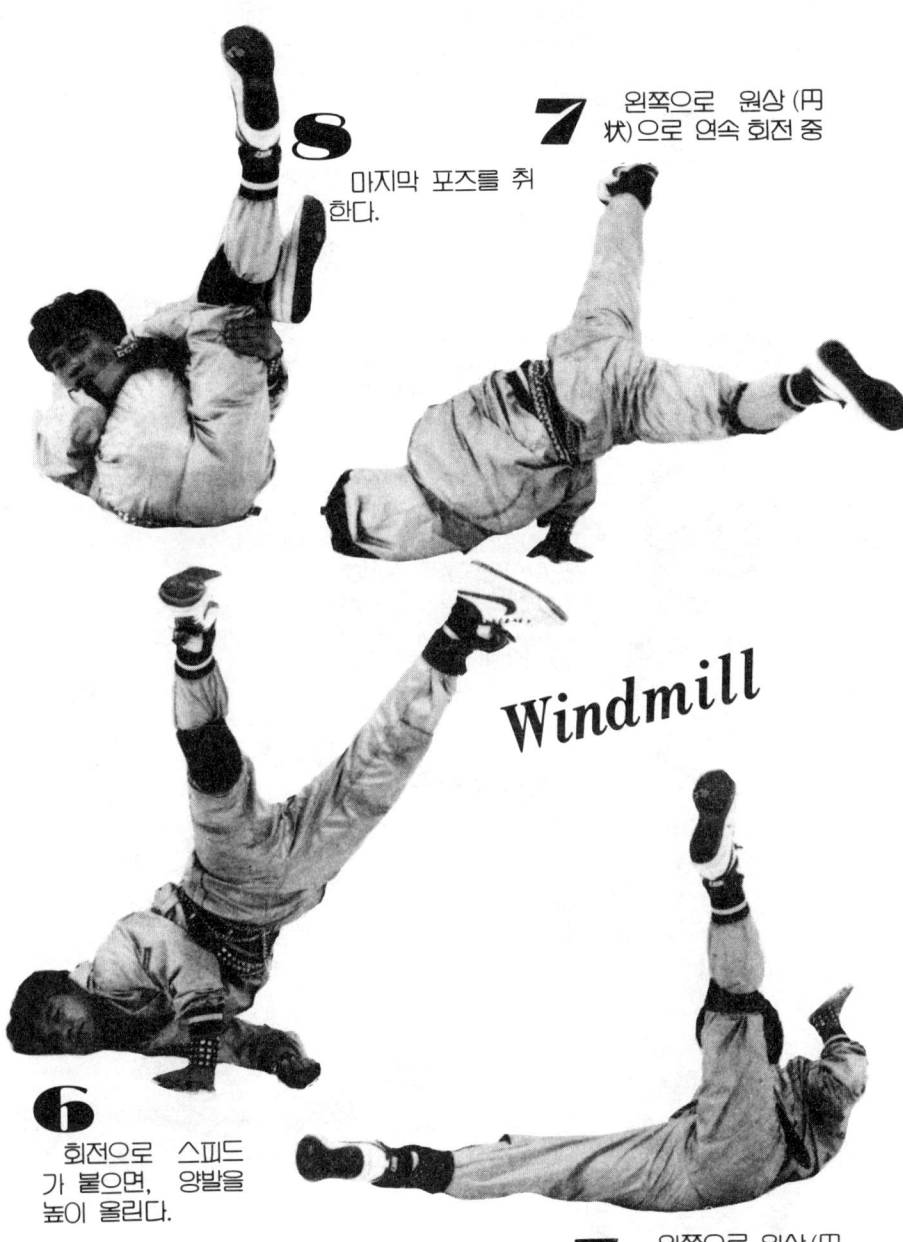

8 마지막 포즈를 취
한다.

7 왼쪽으로 원상(円
状)으로 연속 회전 중

Windmill

6 회전으로 스피드
가 붙으면, 양발을
높이 올린다.

5 왼쪽으로 원상(円
状)으로 연속 회전
중

129

연습이 중요한 해드 · 스핀

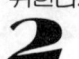

양손과 머리를 바닥에 대고, 물구나무 서기의 포즈를 취한다.

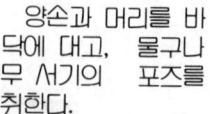

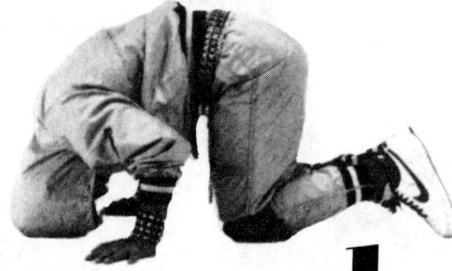

1

양 무릎과 양손을 바닥에 대고, 머리를 천천히 바닥에 내린다.

※이 해드 · 스핀을 실시할 때는, 무리하지 말고, 착실히 엑스사이즈를 실시한 다음 실시하기 바란다. 목 등을 삐지 않도록, 특히 주의하기 바란다.

Head Spin

양발을 비틀듯이 돌린다.

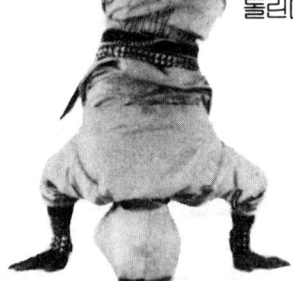

4

마지막에 양손을 벌린다.

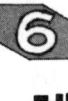

핸드 · 글라이드

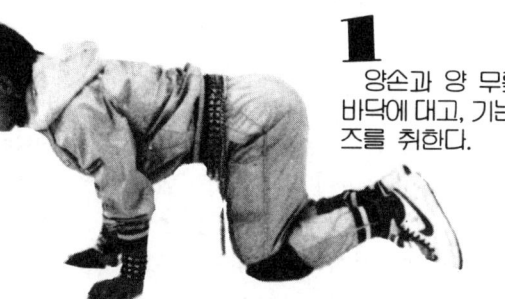

1

양손과 양 무릎을 바닥에 대고, 기는 포즈를 취한다.

2

양손으로 체중을 지탱

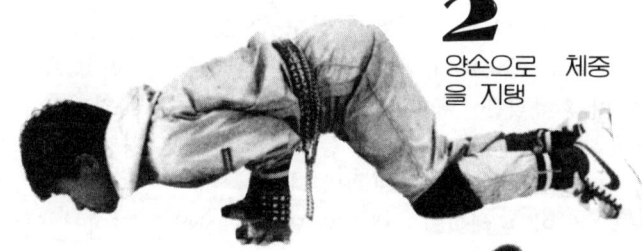

Hand Glide

양발을 바닥에서 올린다.

3

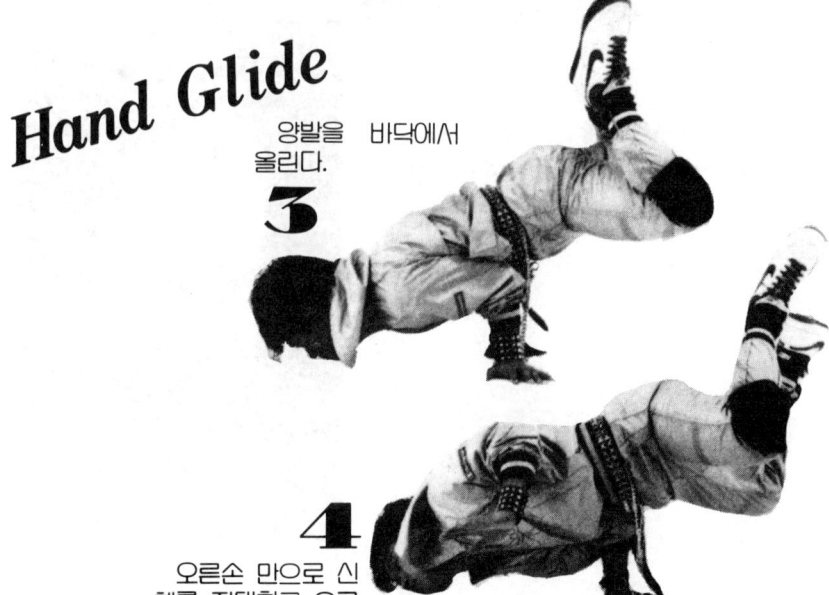

4

오른손 만으로 신체를 지탱하고, 오른쪽으로 돈다.

131

스텝을 멈추고

1969년 아메리카에서는, 댄스라고 하면 라틴·허슬을 의미했다. 그 당시, 제임스·브라운은 'Get on the Good Foot'라는 대 히트곡을 갖고 등장했으며, 이미 브레이크·댄싱을 추기 시작했다.

콘서트·홀이나, 텔레비젼의 브라운관을 통하여 그의 춤은 보여졌는데, 그 춤은 에네르기시(energisch)하고, 아크로바틱한것이었다. 그의 댄스는 'Good Foot'라고 불리웠으며, 뉴욕·시티에 사는 어린이들 사이에서 압도적으로 인기를 얻었다. 현재에는, 이 'Good Foot'이, 올드 스타일·브레이킹 이라고 불리우고 있다. 이 스타일은, 특히 사우스 브론크스들에게 인기가 있었으며, 대립하는 그룹인 브레이커 동료들이 댄스로 경쟁을 해 와, 브레이킹·바들도, 점점 성하게 되었다.

그는, 이 브레이크·댄스가 댄스의 상식을 넘어서 있는 것에, 큰 흥미와 관심을 갖고, 그 자신, 처음으로 브레이크·댄스·크루인 '즈루·킥'을 결성했다.

이 크루는, 많은 댄스·바들에서 승리를 거두어, 쇼 프로그램, 크럽 등에 소개되기도 했다.

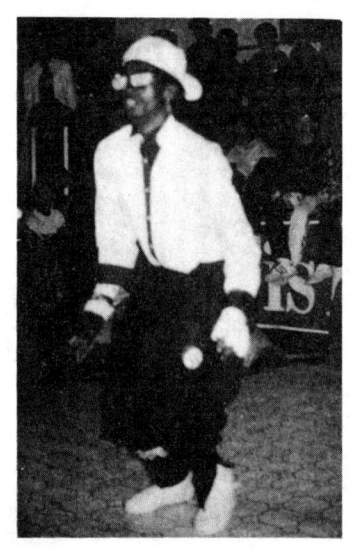

9장 둘이서 춤추자 브레이크의 콤비네이션

    브레이크·댄싱은, 아메리카에서 캿싱·댄스라고 불리우며, 노상에서 춤추어 보여주고, 팁을 받는 쇼·댄스이기도 하다.

    댄싱·크루를 조직하여, 3명에서 5명 정도가 호흡을 맞추어 춤을 추거나, 혼자서 춤추며 자신의 특기인 기술을 보여 주거나 한다.

    홀리데이의 거리나 공원 등에서, 자신에게 어울리는 음악을 가지고, 점점 담력을 키운다는 생각으로, 사람들 앞에서 추어보자.

    만약, 다른 사람들로부터 돈을 받는 춤을 출 경우에는, 쇼·댄스이므로, 브레이크의 기초 기술을 완전히 마스트하여, 연습을 충분히 해 두어야 할 것이다. 왜냐하면, 많은 관객 앞에서는, 보통 연습한 것의 반 정도도 발휘할 수 없을지도 모르기 때문이다. 그 때문에, 스쿨에서 브레이크·레슨의 마지막에는, 학생들이 빙 둘러선 가운데, 혼자서 춤추는 연습을 시킨다. 그것에 의하여, 배운 기술을 조금씩 확실하게 자신의 것으로 만들 수 있으며, 빨리 능숙해 질 수 있는 것이다.

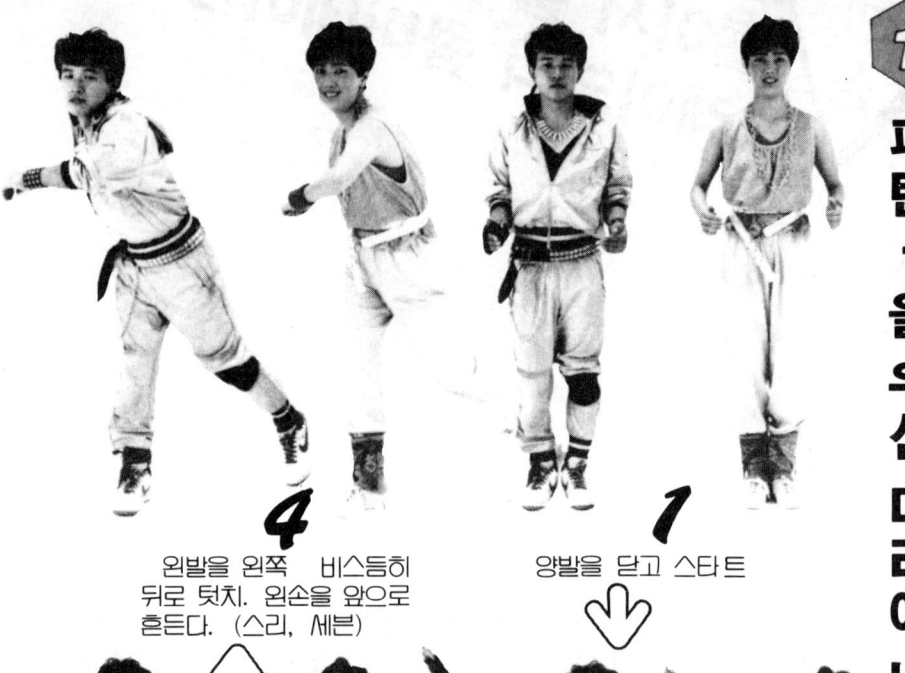

1

패턴 1을 우선 머리에 넣는다

4
왼발을 왼쪽 비스듬히
뒤로 텃치. 왼손을 앞으로
흔든다. (스리, 세븐)

1
양발을 닫고 스타트

3
텃치한 발을 되돌린다.
그 때 양손을 빙빙 돌린다.
(투·포, 식스, 에이트)

2
오른발늘 오른쪽 비스듬
히 앞으로 텃치, 오른손을
위로 흔든다. (원, 화이브)

134

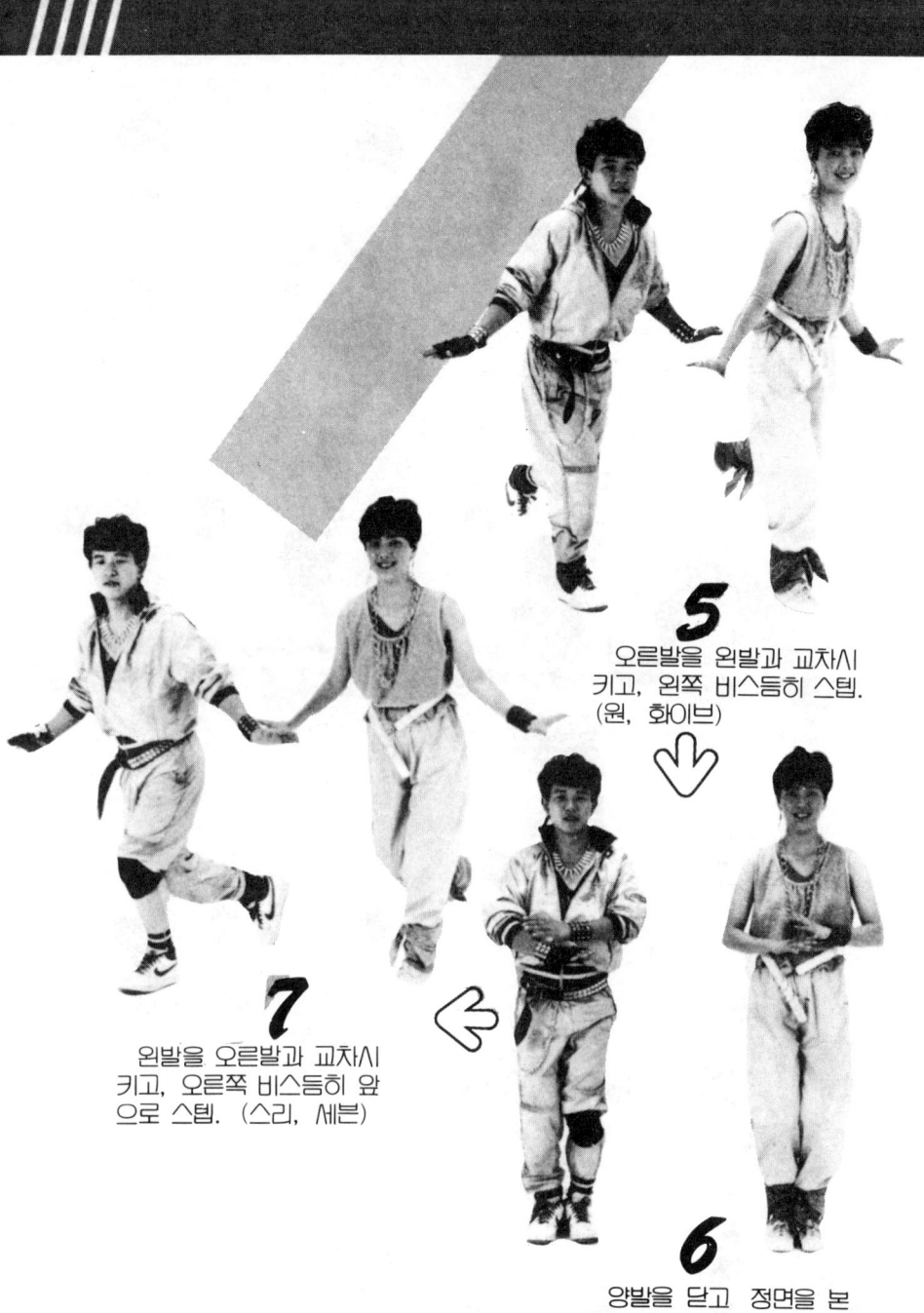

5
오른발을 왼발과 교차시
키고, 왼쪽 비스듬히 스텝.
(원, 화이브)

7
왼발을 오른발과 교차시
키고, 오른쪽 비스듬히 앞
으로 스텝. (스리, 세븐)

6
양발을 닫고 정면을 본
다. (투, 포, 식스, 에이트)

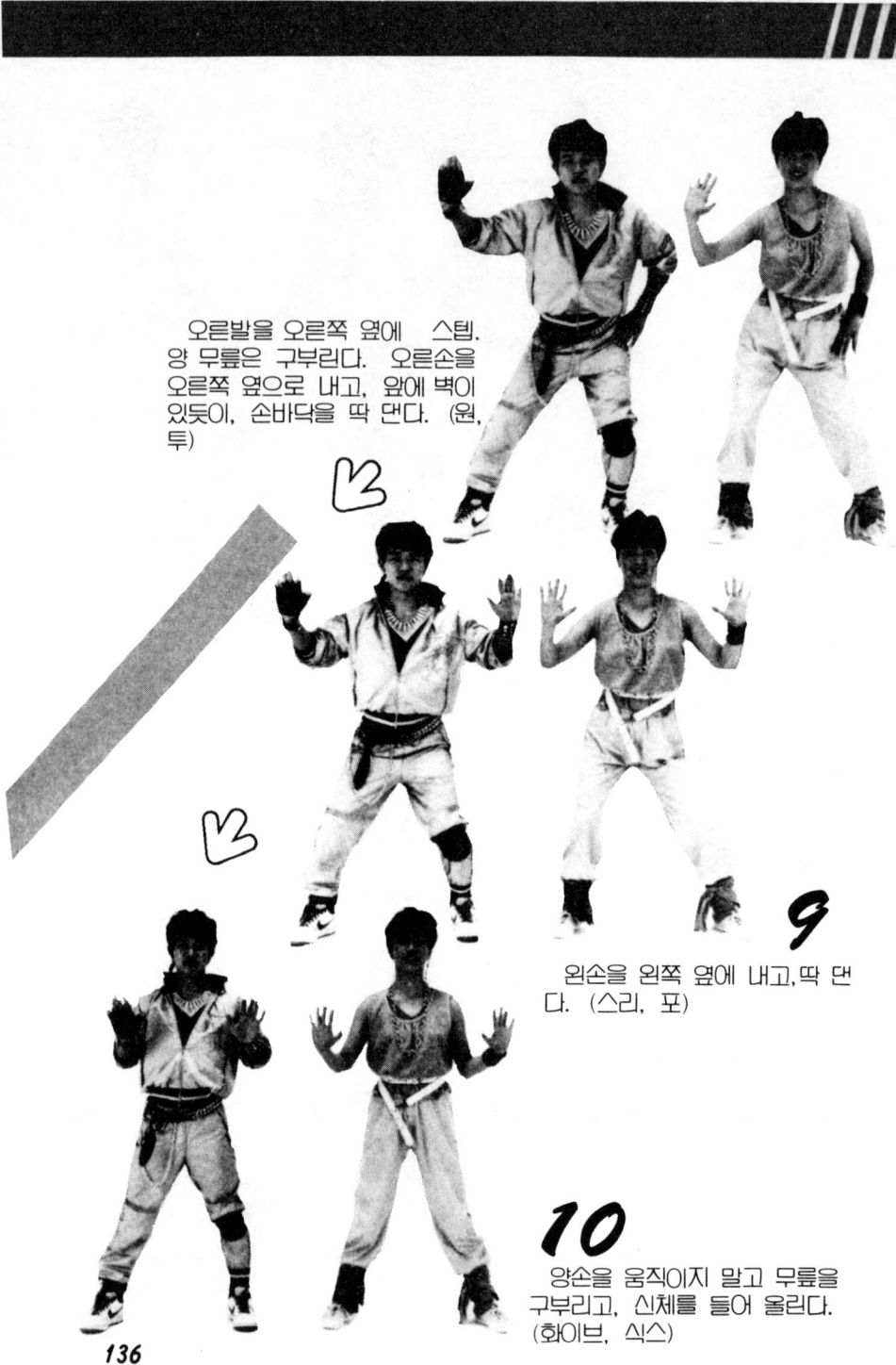

오른발을 오른쪽 옆에 스텝.
양 무릎은 구부린다. 오른손을
오른쪽 옆으로 내고, 앞에 벽이
있듯이, 손바닥을 딱 댄다. (원,
투)

9

왼손을 왼쪽 옆에 내고,딱 댄
다. (스리, 포)

10

양손을 움직이지 말고 무릎을
구부리고, 신체를 들어 올린다.
(화이브, 식스)

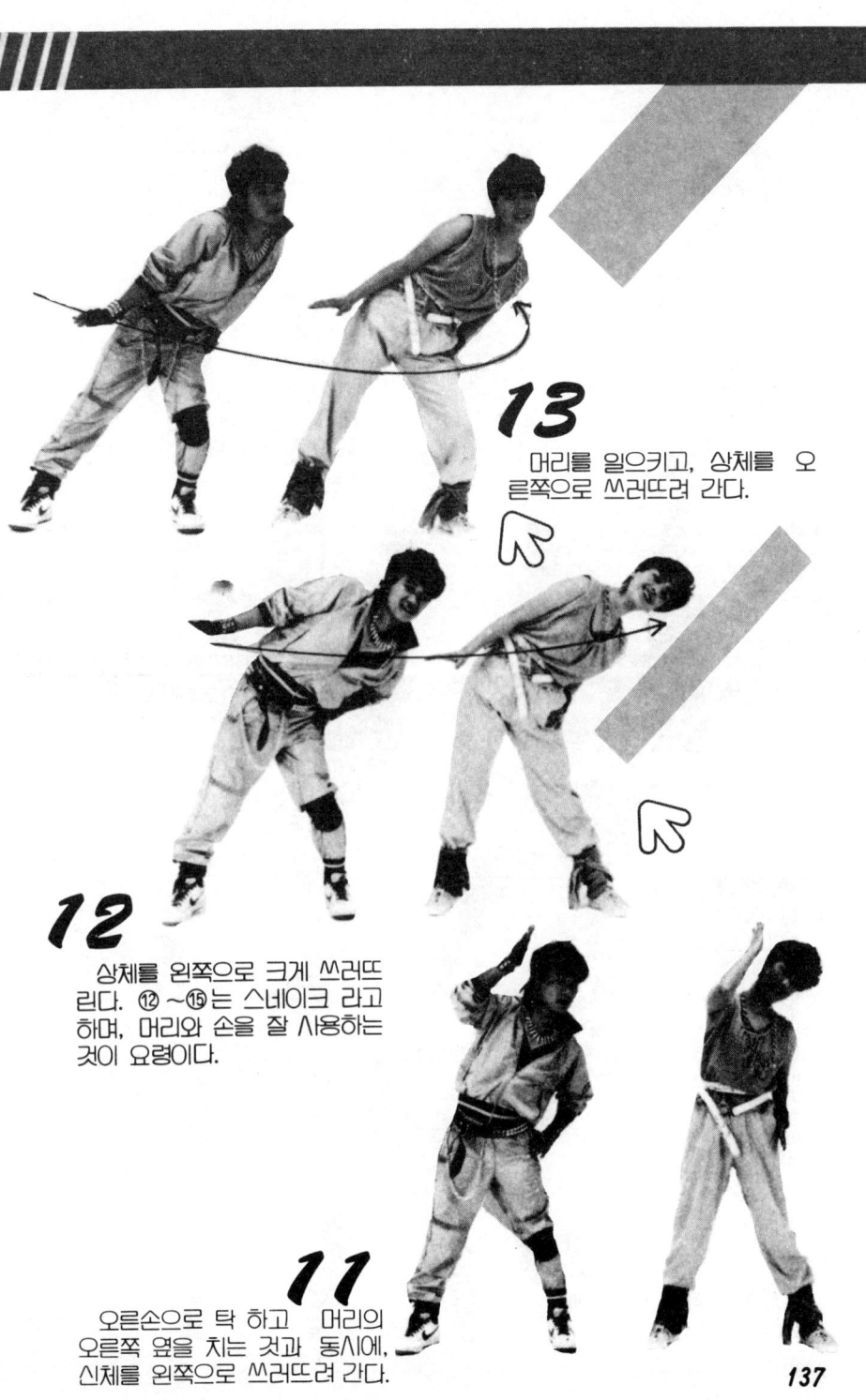

13

머리를 일으키고, 상체를 오
른쪽으로 쓰러뜨려 간다.

12

상체를 왼쪽으로 크게 쓰러뜨
린다. ⑫ ~⑮ 는 스네이크 라고
하며, 머리와 손을 잘 사용하는
것이 요령이다.

11

오른손으로 탁 하고 머리의
오른쪽 옆을 치는 것과 동시에,
신체를 왼쪽으로 쓰러뜨려 간다.

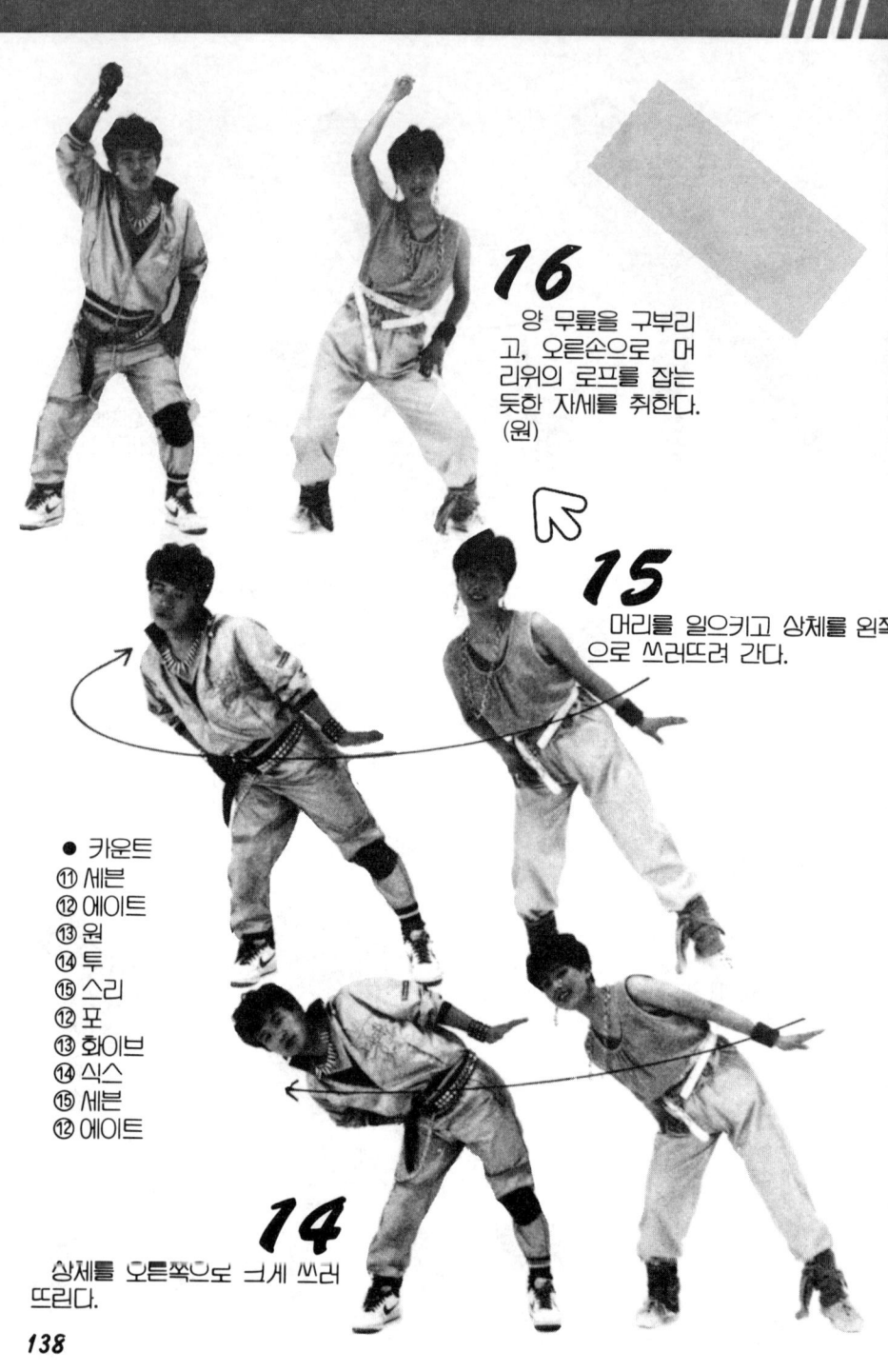

16

양 무릎을 구부리
고, 오른손으로 머
리위의 로프를 잡는
듯한 자세를 취한다.
(원)

15

머리를 일으키고 상체를 왼쪽
으로 쓰러뜨려 간다.

● 카운트
⑪ 세븐
⑫ 에이트
⑬ 원
⑭ 투
⑮ 스리
⑫ 포
⑬ 화이브
⑭ 식스
⑮ 세븐
⑫ 에이트

14

상체를 오른쪽으로 크게 쓰러
뜨린다.

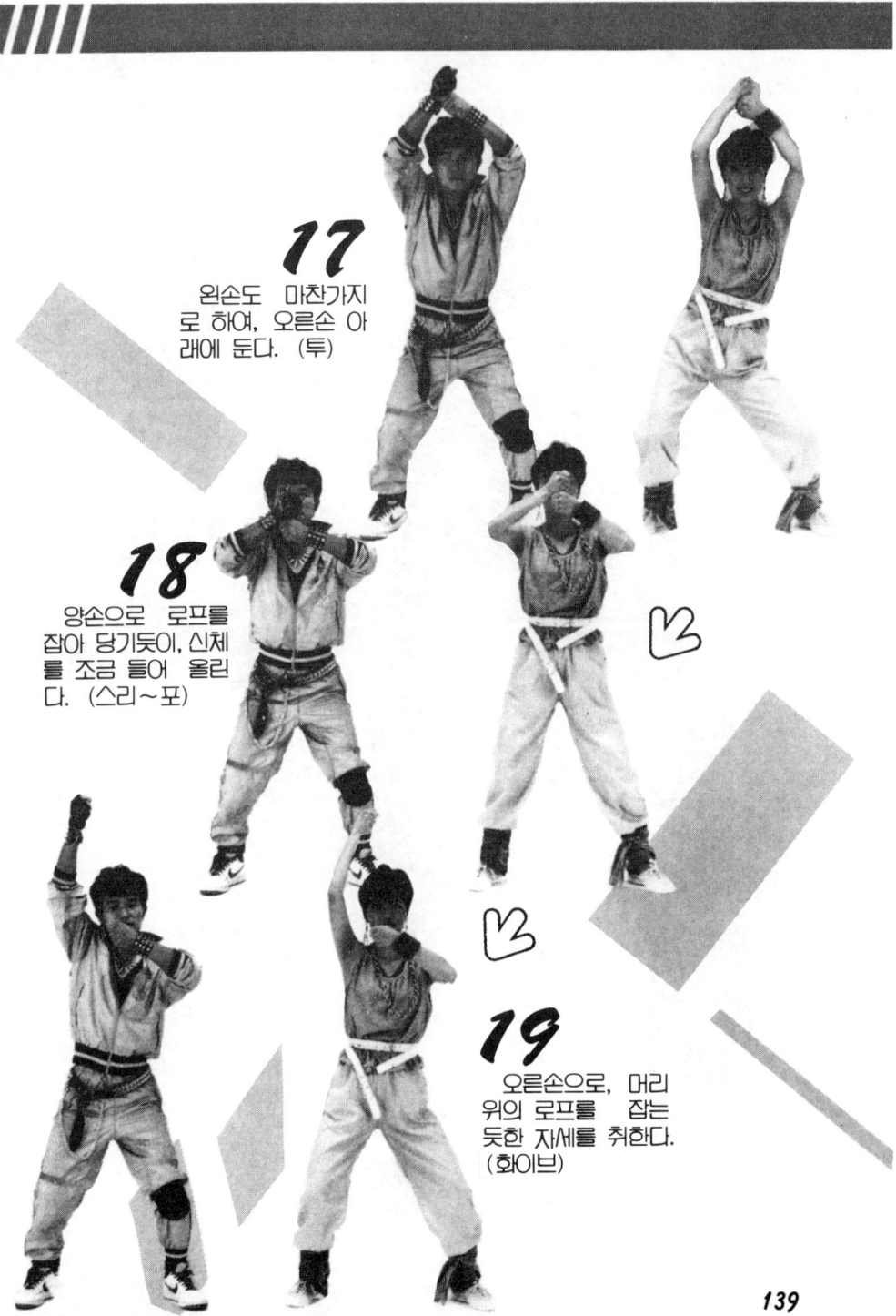

17
왼손도 마찬가지
로 하여, 오른손 아
래에 둔다. (투)

18
양손으로 로프를
잡아 당기듯이, 신체
를 조금 들어 올린
다. (스리~포)

19
오른손으로, 머리
위의 로프를 잡는
듯한 자세를 취한다.
(화이브)

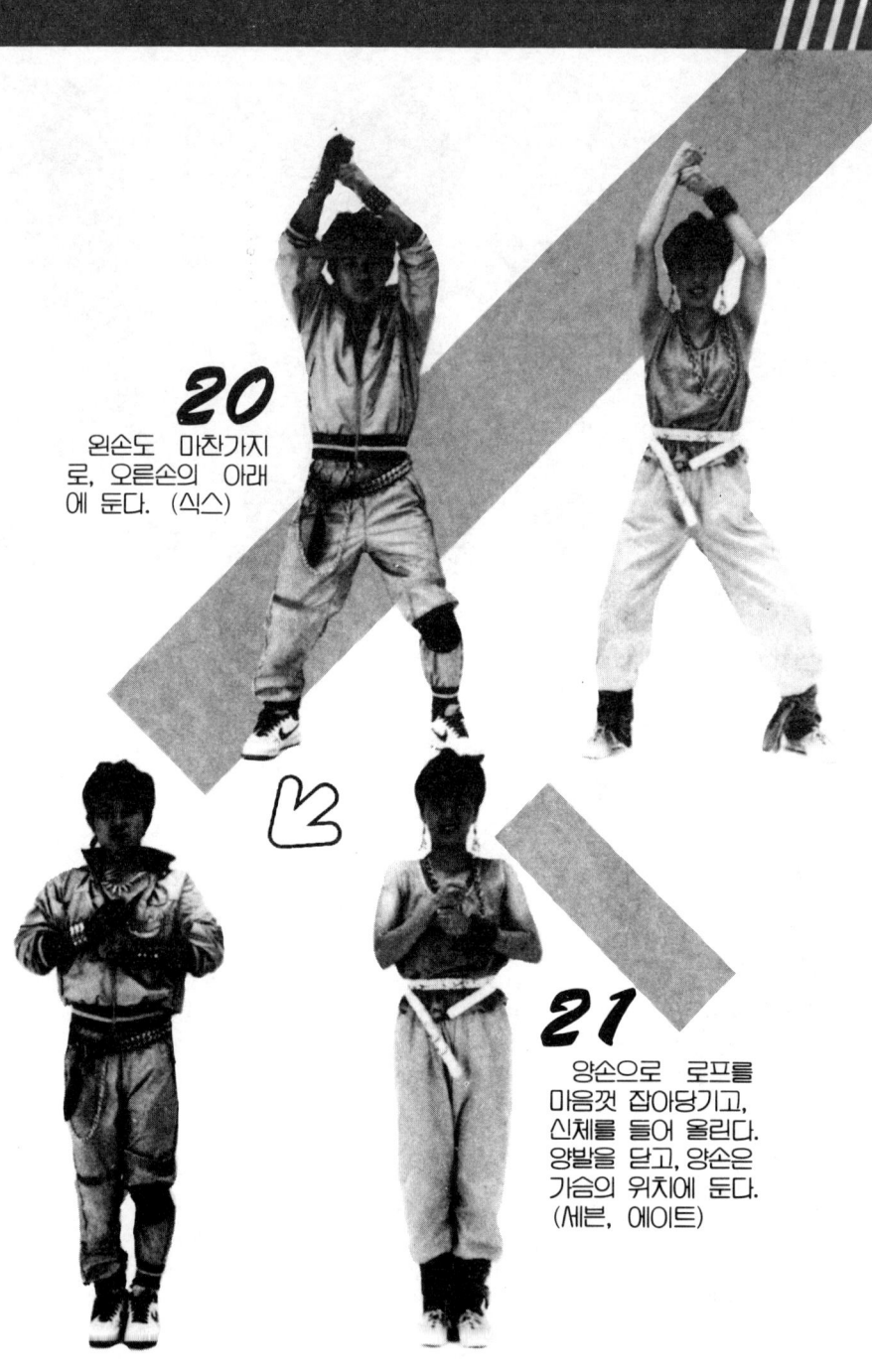

20

왼손도 마찬가지
로, 오른손의 아래
에 둔다. (식스)

21

양손으로 로프를
마음껏 잡아당기고,
신체를 들어 올린다.
양발을 닫고, 양손은
가슴의 위치에 둔다.
(세븐, 에이트)

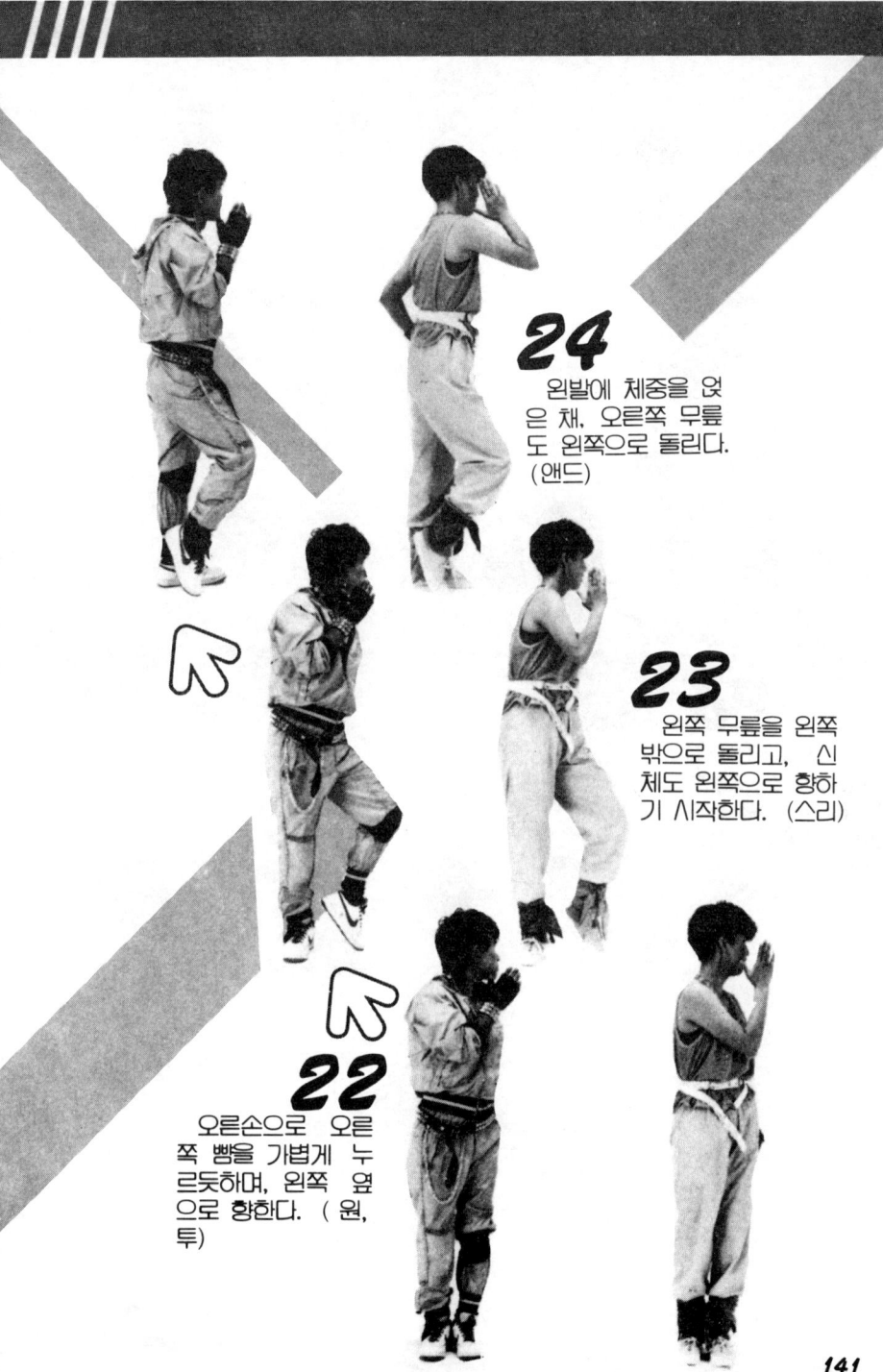

24
왼발에 체중을 얹은 채. 오른쪽 무릎도 왼쪽으로 돌린다.
(앤드)

23
왼쪽 무릎을 왼쪽 밖으로 돌리고, 신체도 왼쪽으로 향하기 시작한다. (스리)

22
오른손으로 오른쪽 뺨을 가볍게 누르듯하며, 왼쪽 옆으로 향한다. (원, 투)

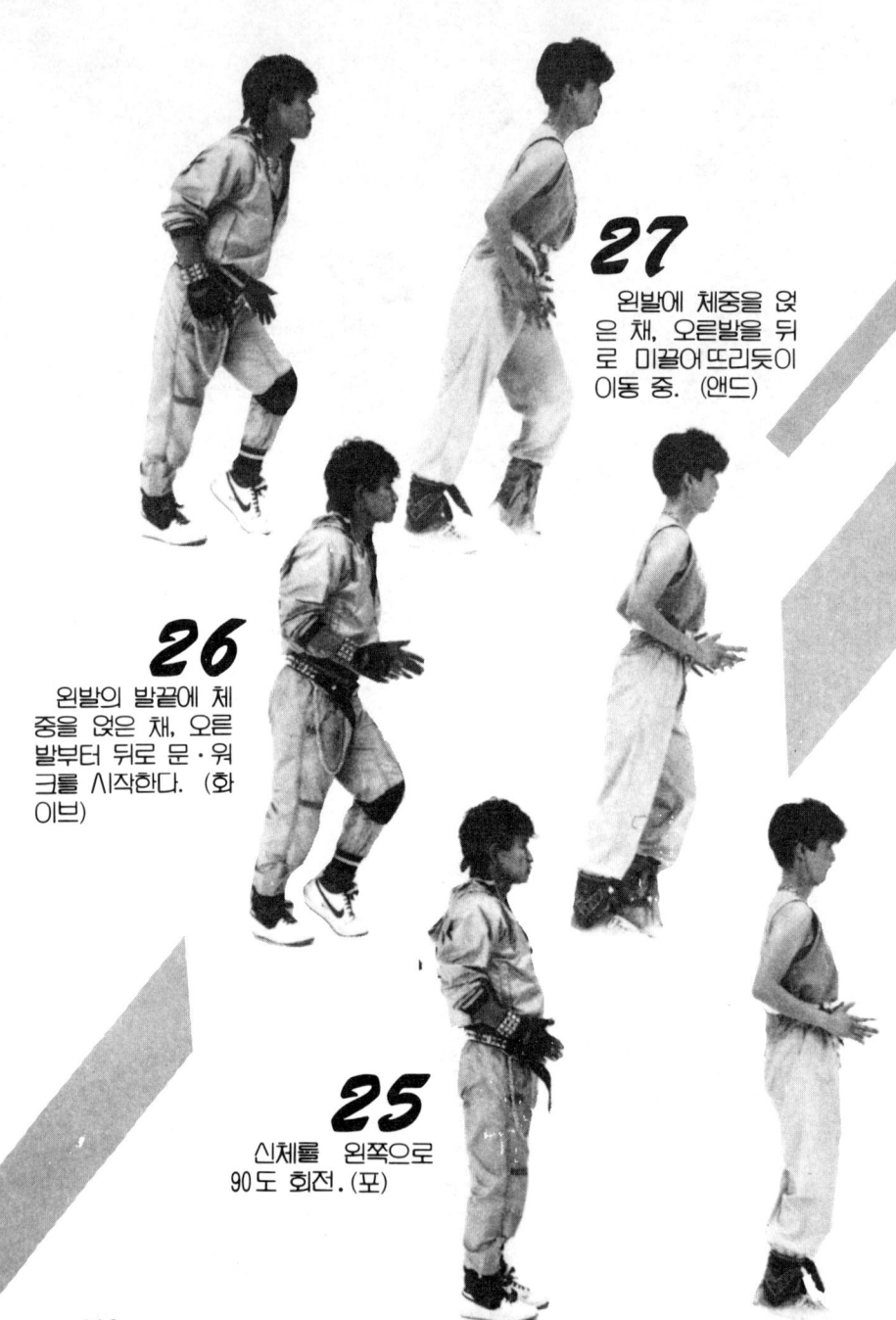

27

왼발에 체중을 얹
은 채, 오른발을 뒤
로 미끌어뜨리듯이
이동 중. (앤드)

26

왼발의 발끝에 체
중을 얹은 채, 오른
발부터 뒤로 문·워
크를 시작한다. (화
이브)

25

신체를 왼쪽으로
90도 회전. (포)

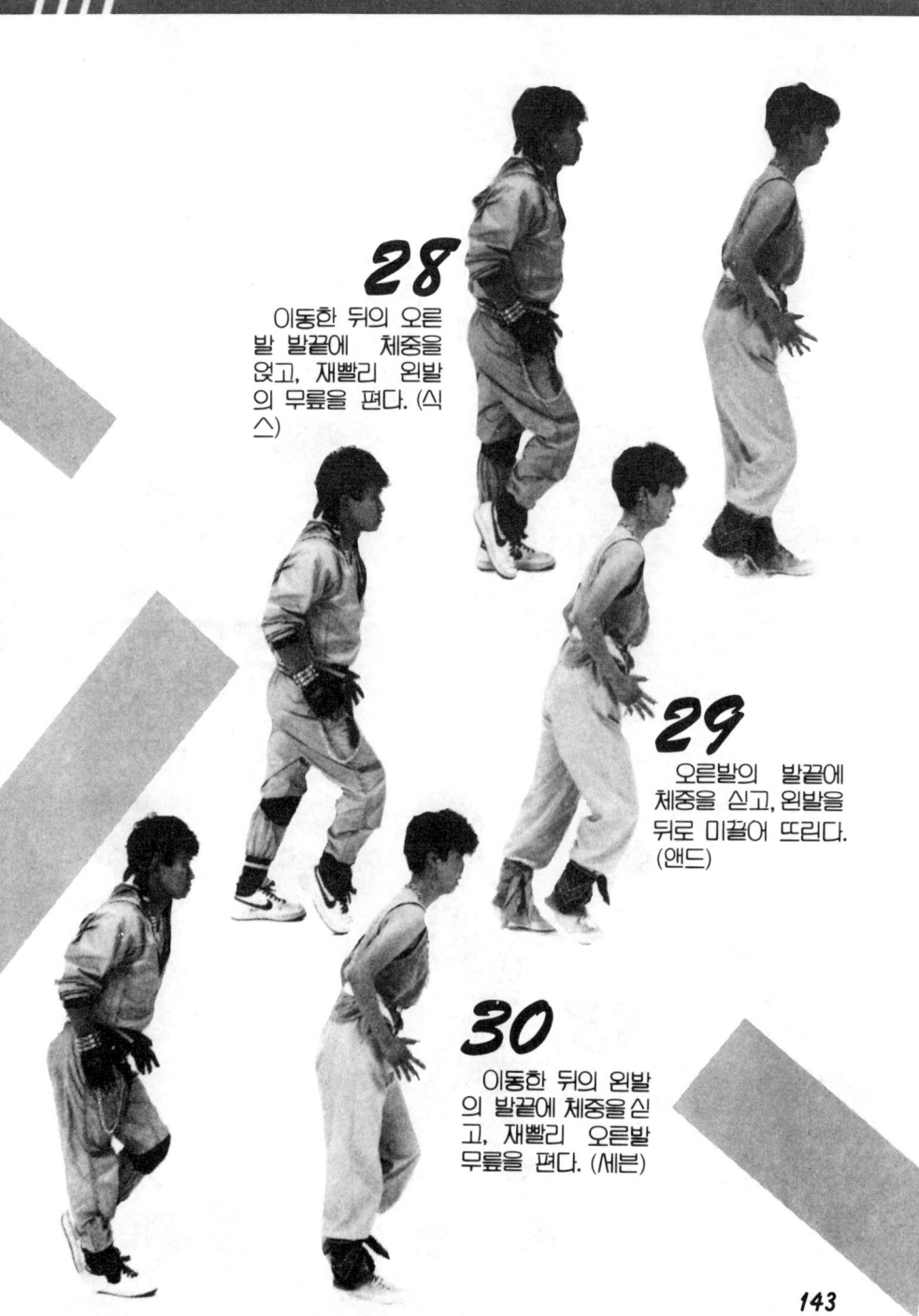

28
이동한 뒤의 오른
발 발끝에 체중을
얹고, 재빨리 왼발
의 무릎을 편다. (식
스)

29
오른발의 발끝에
체중을 싣고, 왼발을
뒤로 미끌어 뜨린다.
(앤드)

30
이동한 뒤의 왼발
의 발끝에 체중을 싣
고, 재빨리 오른발
무릎을 편다. (세븐)

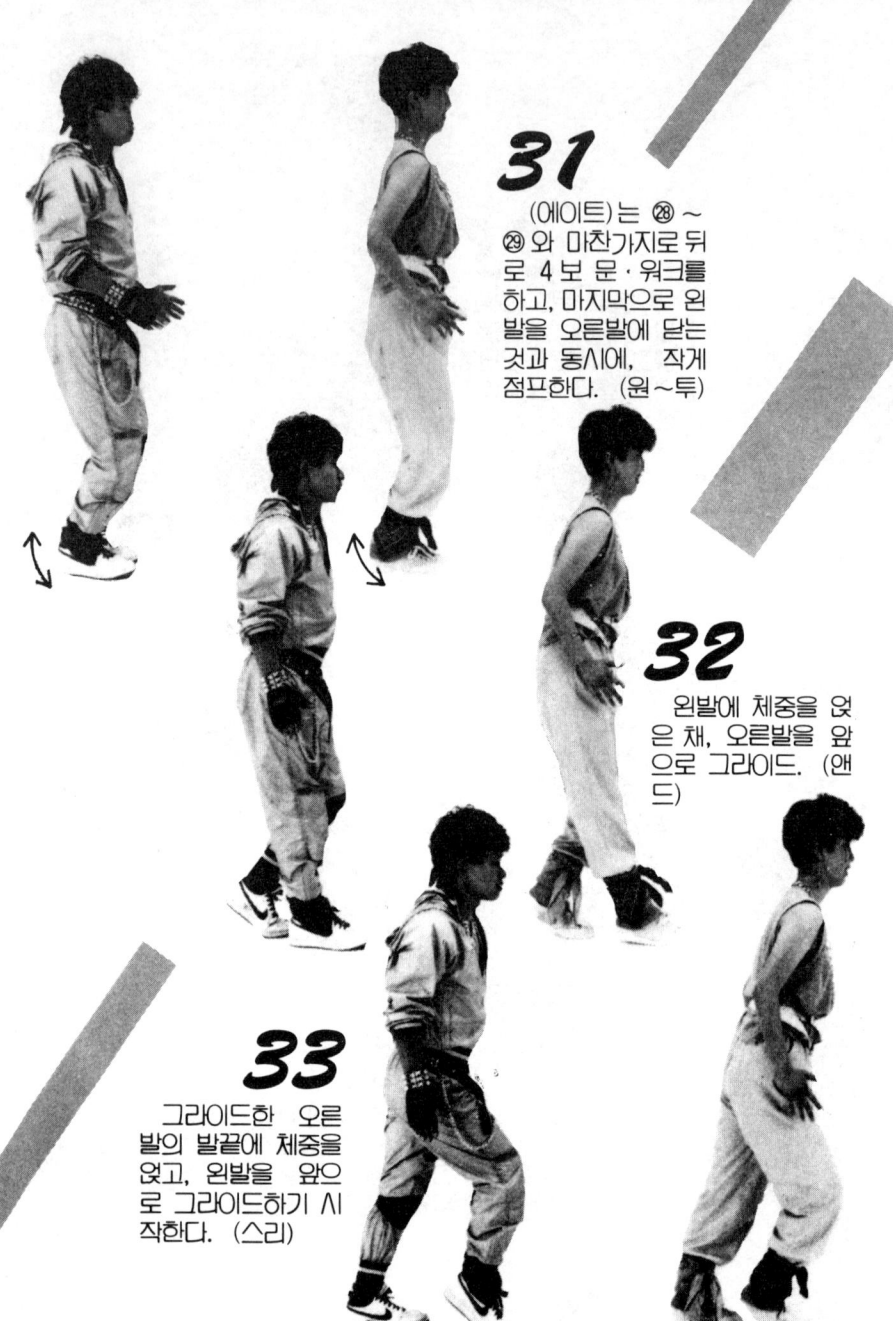

31

(에이트)는 ㉘ ~ ㉙와 마찬가지로 뒤로 4보 문·워크를 하고, 마지막으로 왼발을 오른발에 닫는 것과 동시에, 작게 점프한다. (원~투)

32

왼발에 체중을 얹은 채, 오른발을 앞으로 그라이드. (앤드)

33

그라이드한 오른발의 발끝에 체중을 얹고, 왼발을 앞으로 그라이드하기 시작한다. (스리)

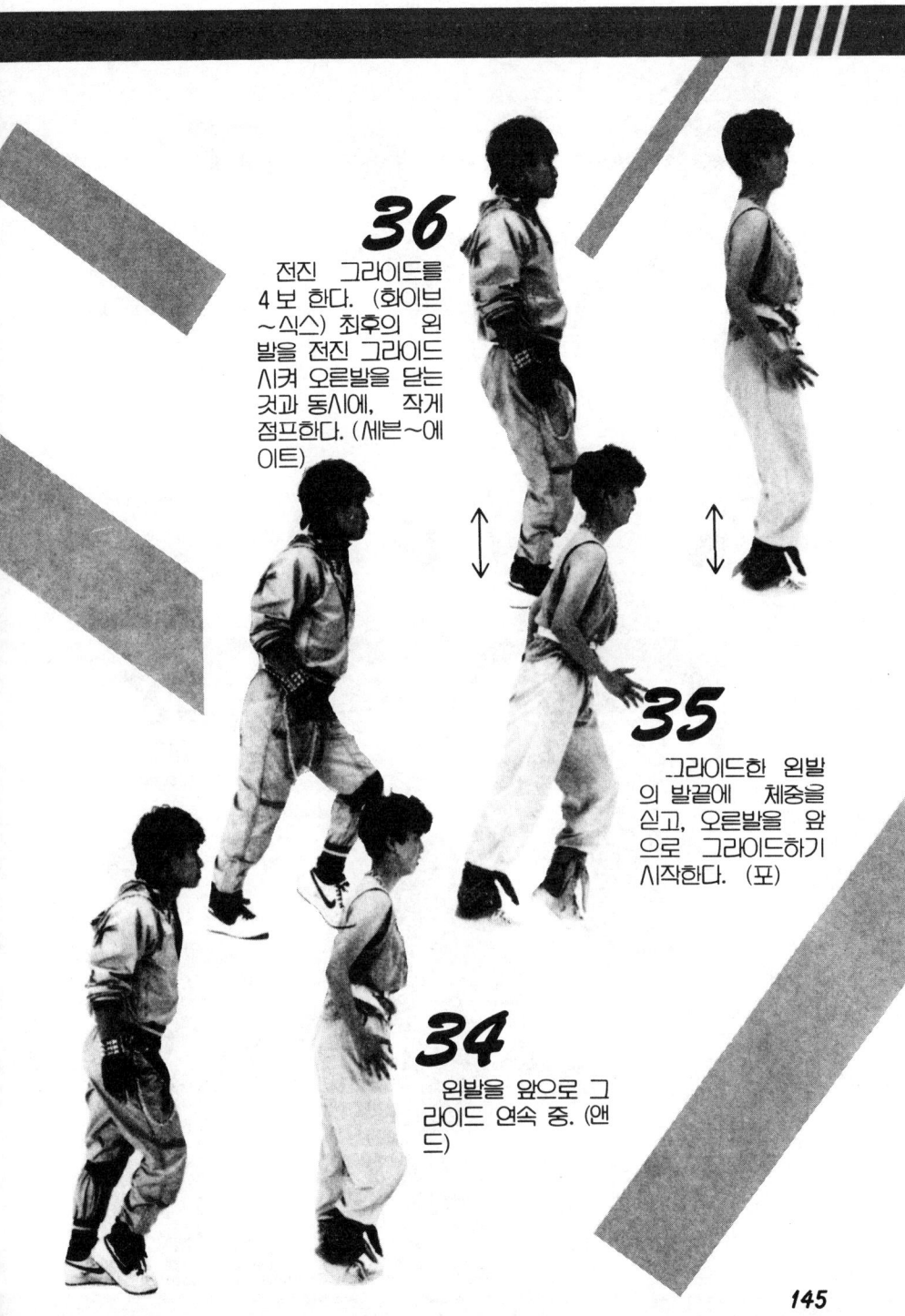

36

전진 그라이드를 4보 한다. (화이브 ~식스) 최후의 왼 발을 전진 그라이드 시켜 오른발을 닿는 것과 동시에, 작게 점프한다. (세븐~에 이트)

35

그라이드한 왼발 의 발끝에 체중을 싣고, 오른발을 앞 으로 그라이드하기 시작한다. (포)

34

왼발을 앞으로 그 라이드 연속 중. (앤 드)

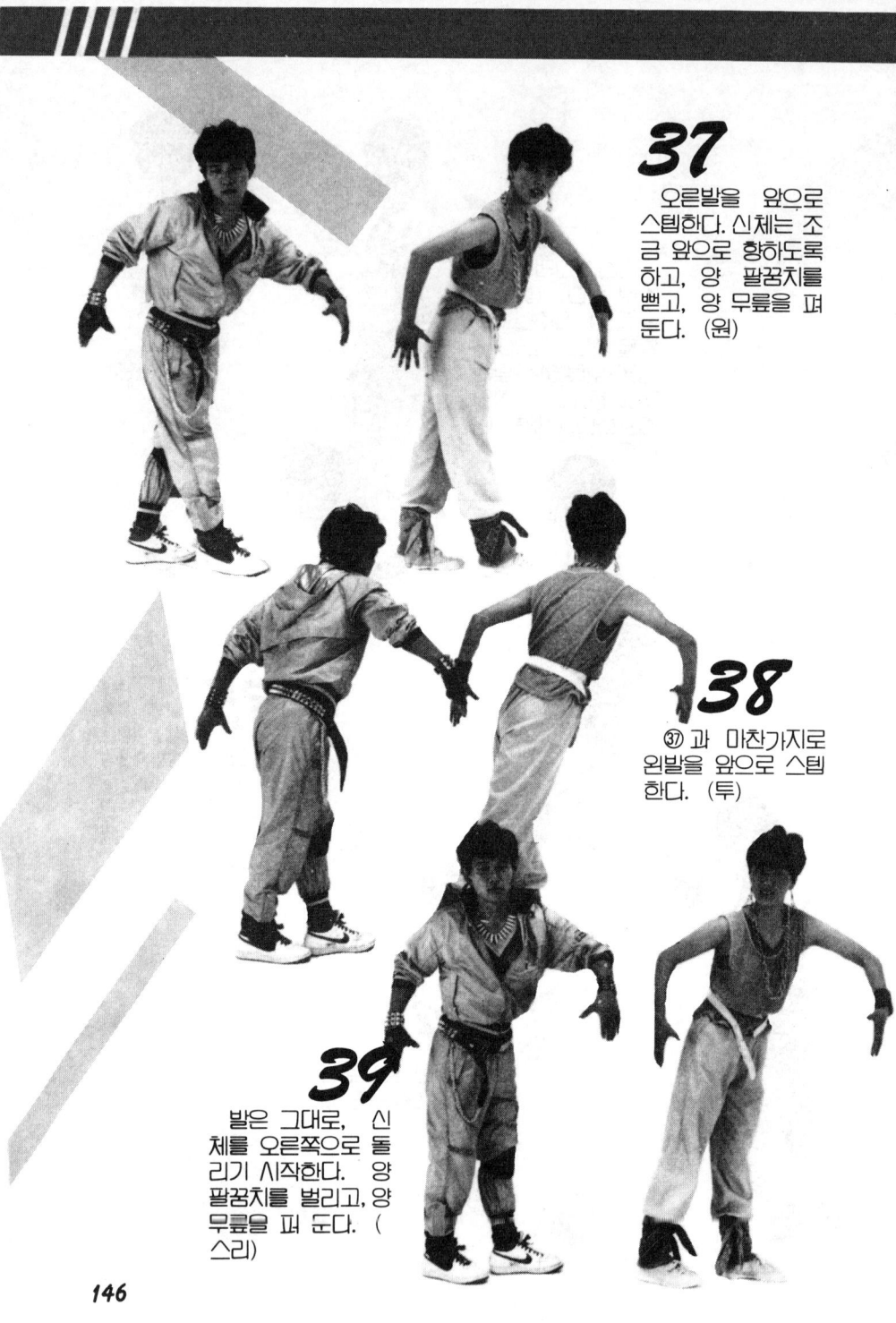

37

오른발을 앞으로 스텝한다. 신체는 조금 앞으로 향하도록 하고, 양 팔꿈치를 뻗고, 양 무릎을 펴둔다. (원)

38

③과 마찬가지로 왼발을 앞으로 스텝한다. (투)

39

발은 그대로, 신체를 오른쪽으로 돌리기 시작한다. 양 팔꿈치를 벌리고, 양 무릎을 펴 둔다. (스리)

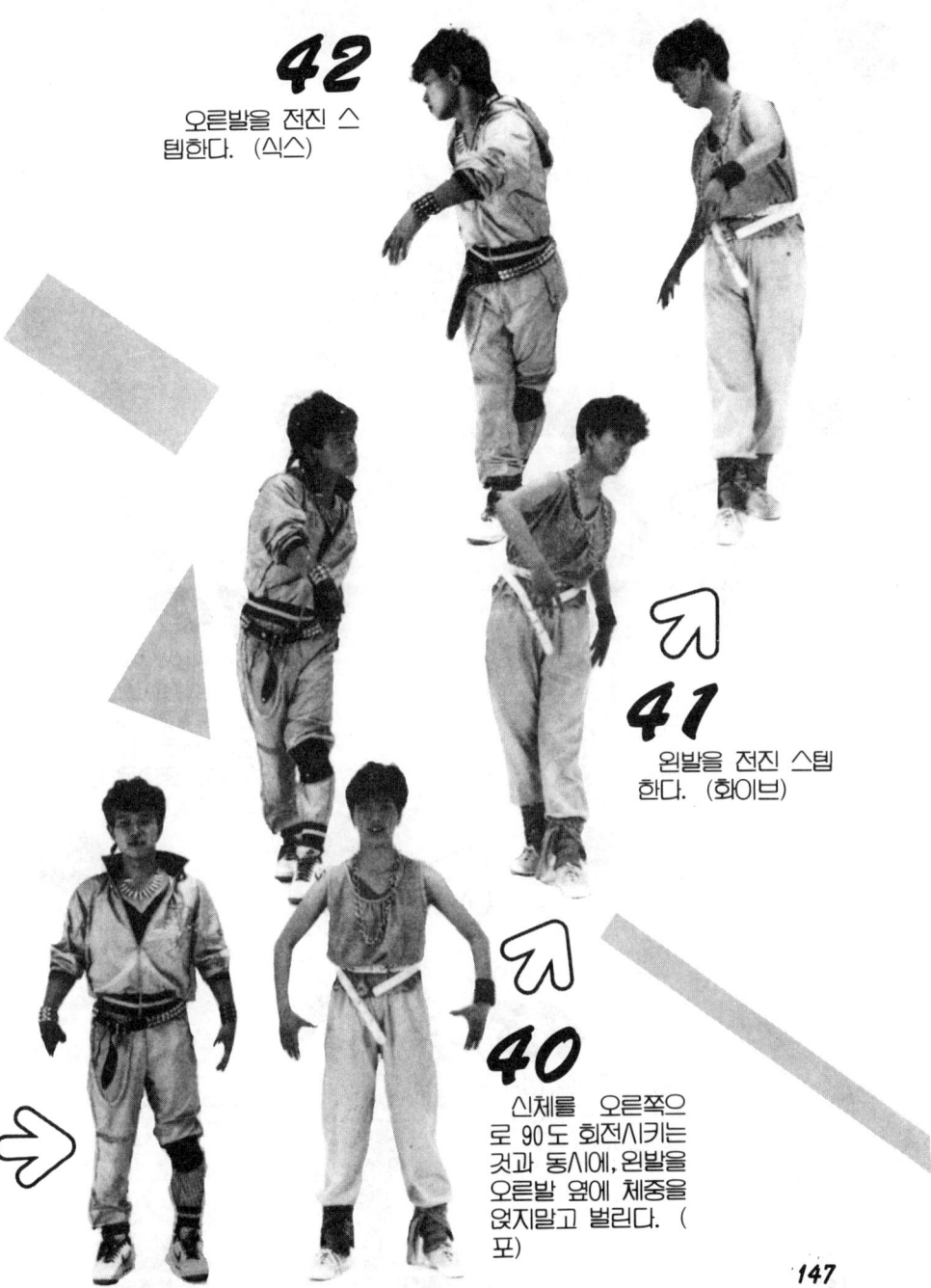

42
오른발을 전진 스
텝한다. (식스)

41
왼발을 전진 스텝
한다. (화이브)

40
신체를 오른쪽으
로 90도 회전시키는
것과 동시에, 왼발을
오른발 옆에 체중을
얹지말고 벌린다. (
포)

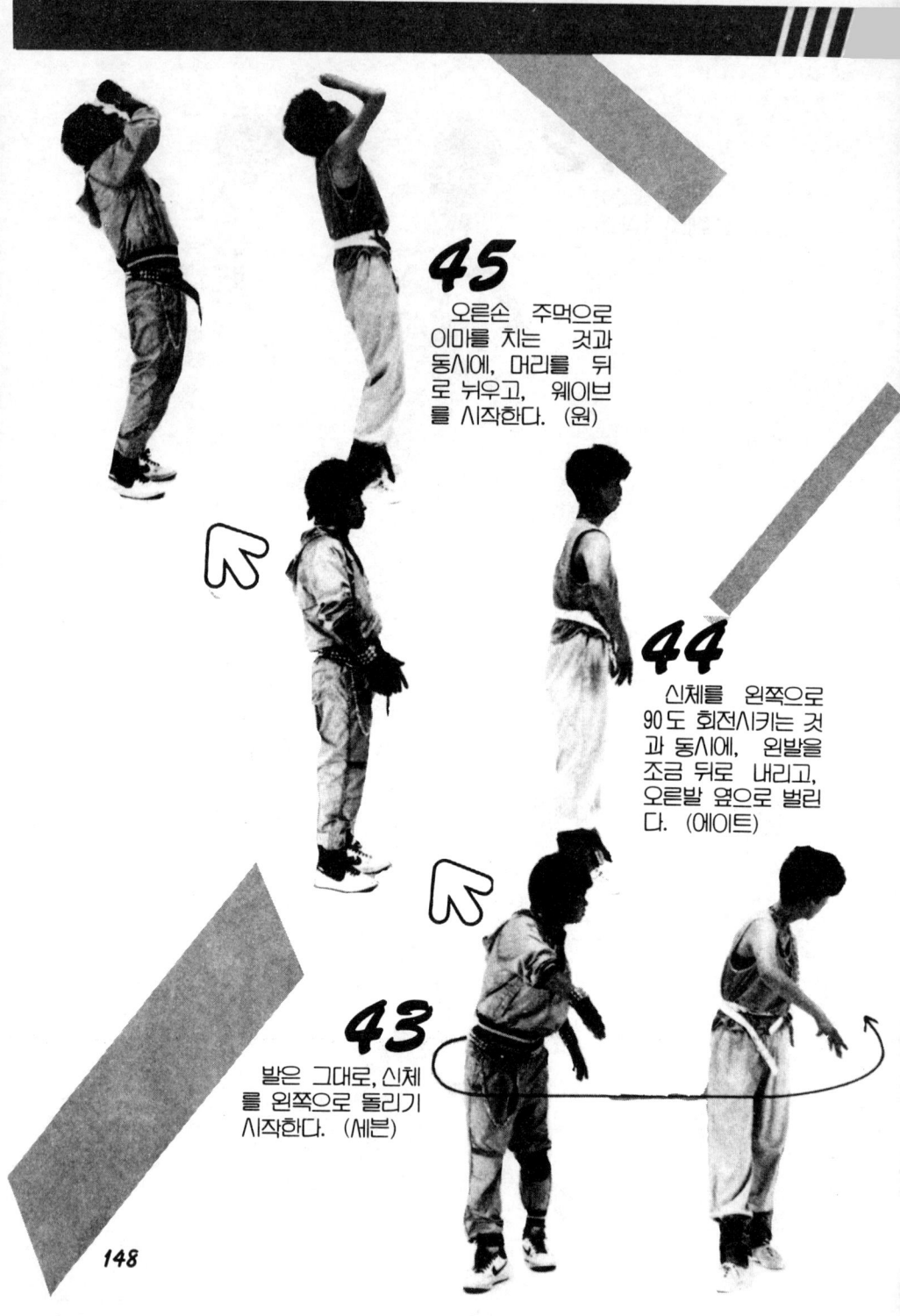

45

오른손 주먹으로
이마를 치는 것과
동시에, 머리를 뒤
로 눕우고, 웨이브
를 시작한다. (원)

44

신체를 왼쪽으로
90도 회전시키는 것
과 동시에, 왼발을
조금 뒤로 내리고,
오른발 옆으로 벌린
다. (에이트)

43

발은 그대로, 신체
를 왼쪽으로 돌리기
시작한다. (세븐)

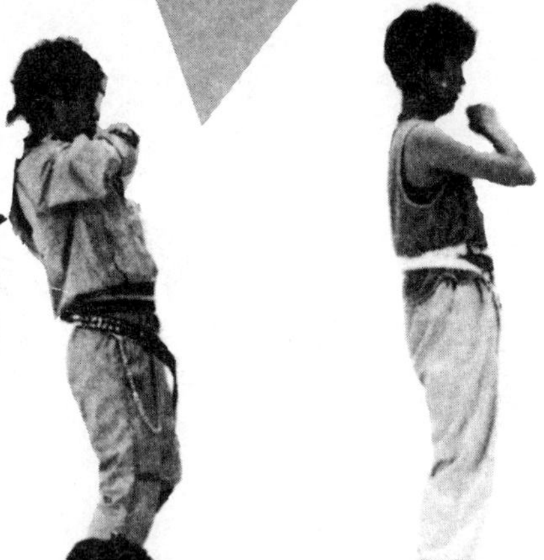

46

턱을 당긴다. (투)

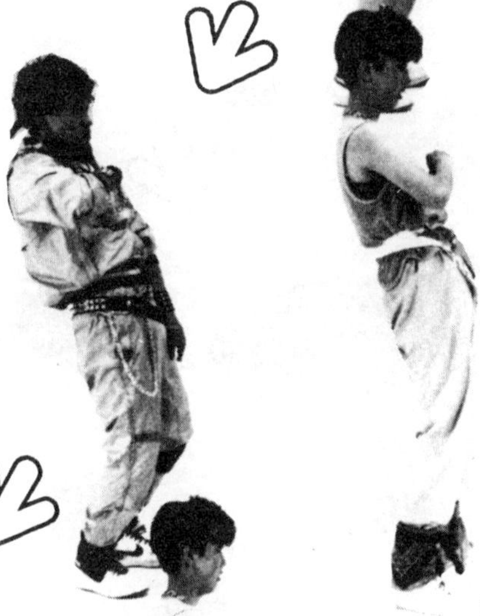

47

가슴을 뒤로 당긴
다. (스리)

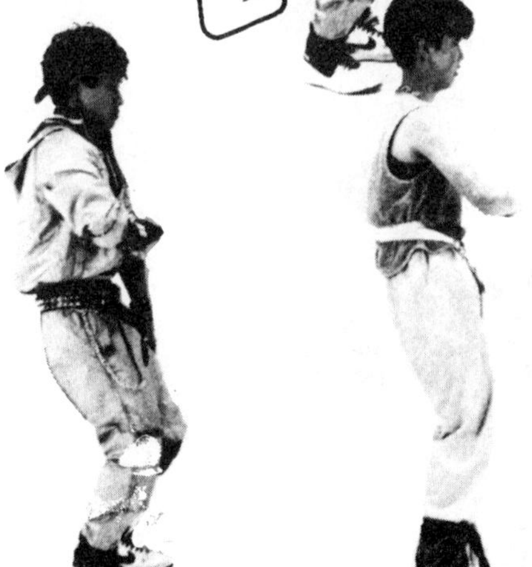

48

배를 뒤로 당긴다.
(앤드)

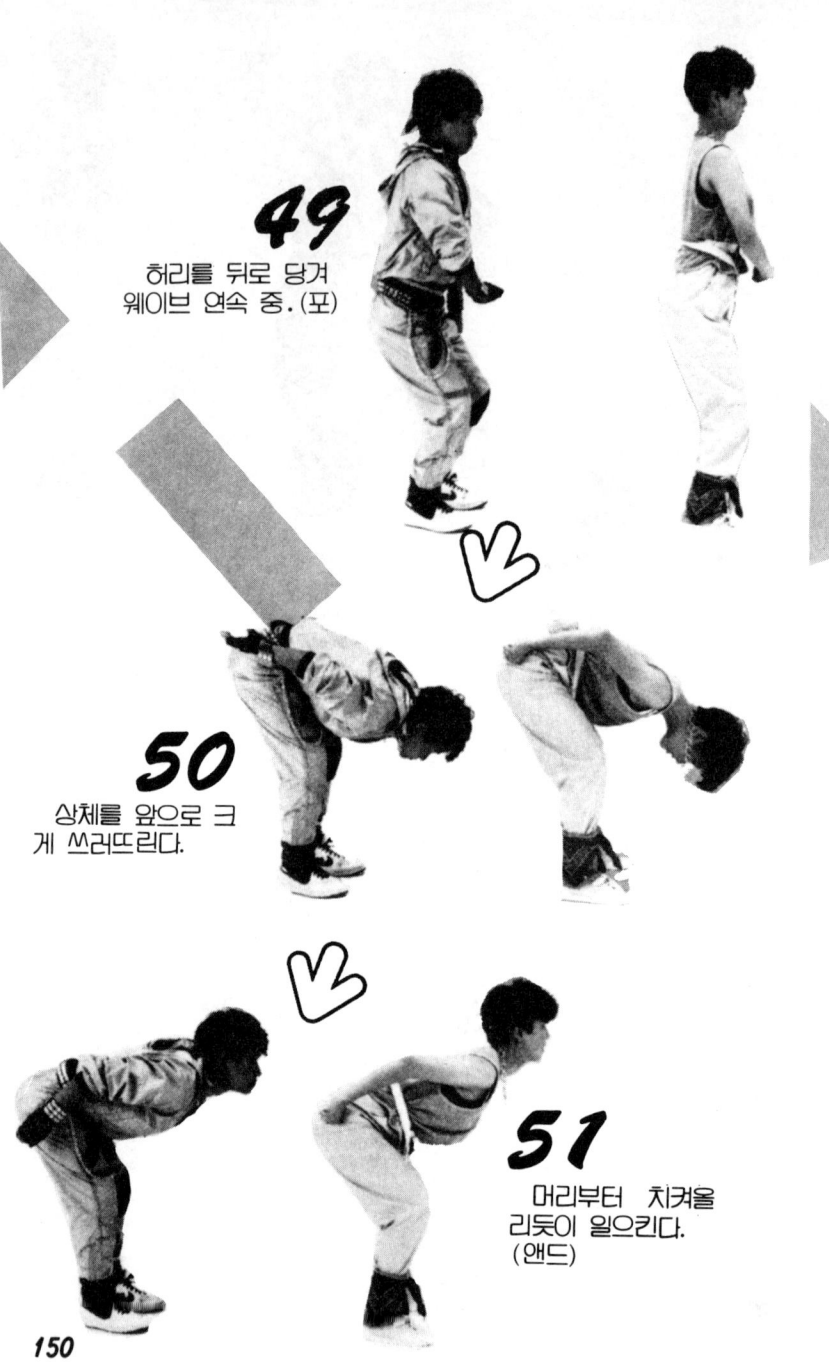

49

허리를 뒤로 당겨
웨이브 연속 중. (포)

50

상체를 앞으로 크
게 쓰러뜨린다.

51

머리부터 치켜올
리듯이 일으킨다.
(앤드)

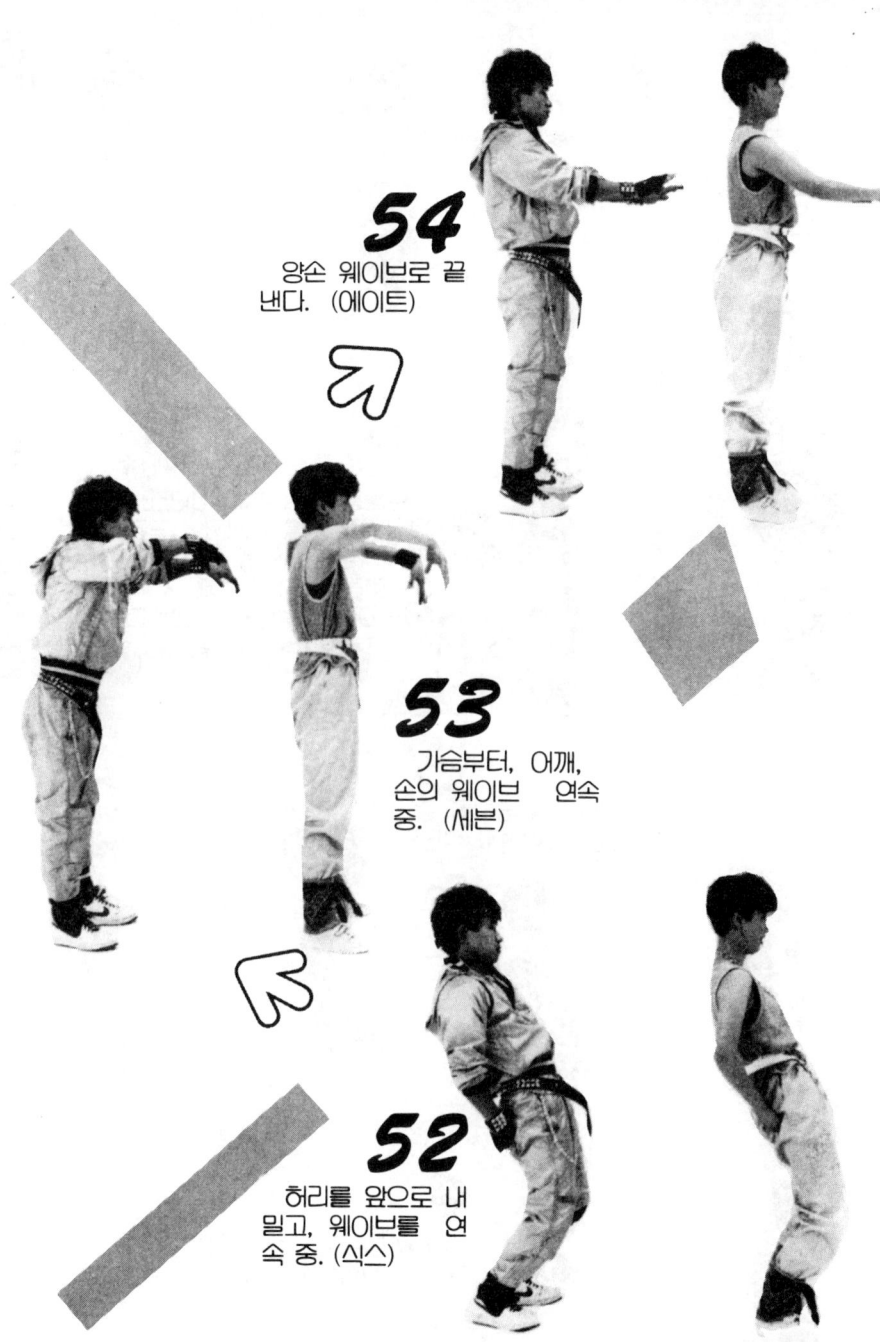

54

양손 웨이브로 끝
낸다. (에이트)

53

가슴부터, 어깨,
손의 웨이브 연속
중. (세븐)

52

허리를 앞으로 내
밀고, 웨이브를 연
속 중. (식스)

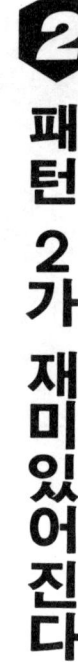

2 패턴 2가 재미있어진다

1

오른발의 뒤꿈치를 올리고, 오른발 무릎을 안쪽으로 향한다. 오른손은 오른쪽 옆에, 왼손은 오른쪽 허리의 위치에, 아래를 향하여 둔다. 얼굴은 오른쪽 옆으로 향한다(원, 스리)

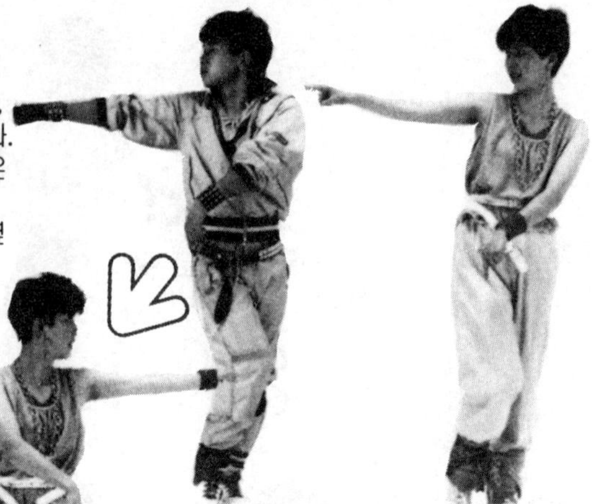

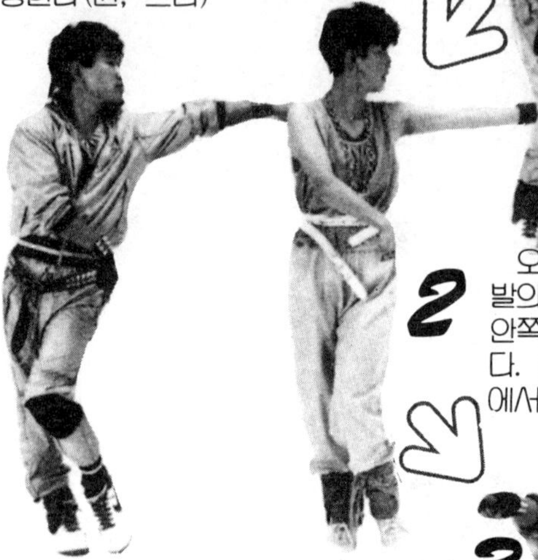

2

오른발의 뒤꿈치를 내리고, 왼발의 뒤꿈치를 올리고, 무릎은 안쪽, 왼손은 왼쪽 옆을 가리킨다. 오른손은 왼쪽 허리의 위치에서 아래를 향하여 가리킨다. (투, 포)

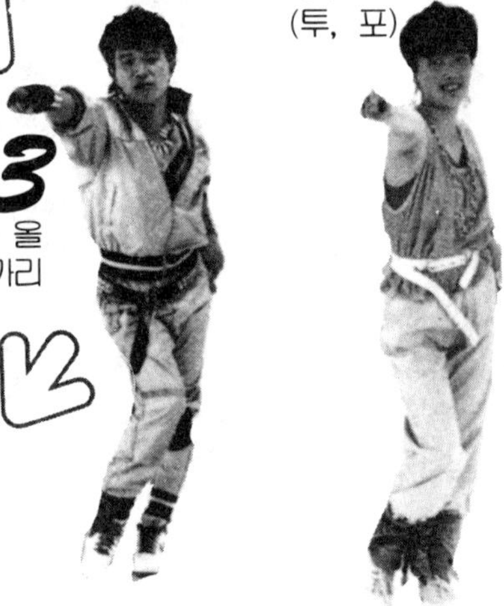

3

다시 오른발 뒤꿈치를 올리고, 정면을 향하여 가리킨다. (화이브)

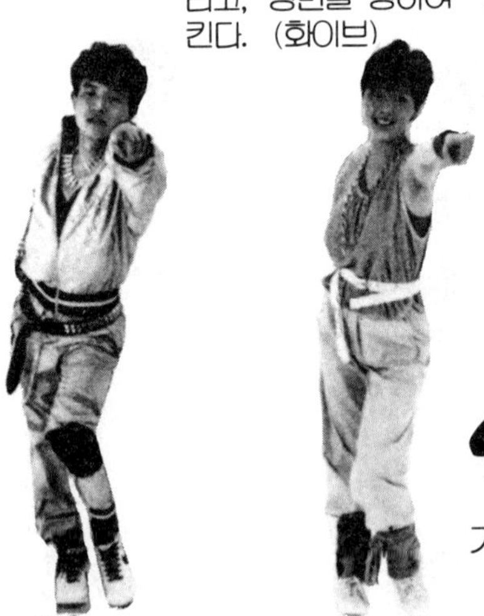

4

이어서 왼손도 ③ 과 마찬가지로 실시한다. (식스)

152

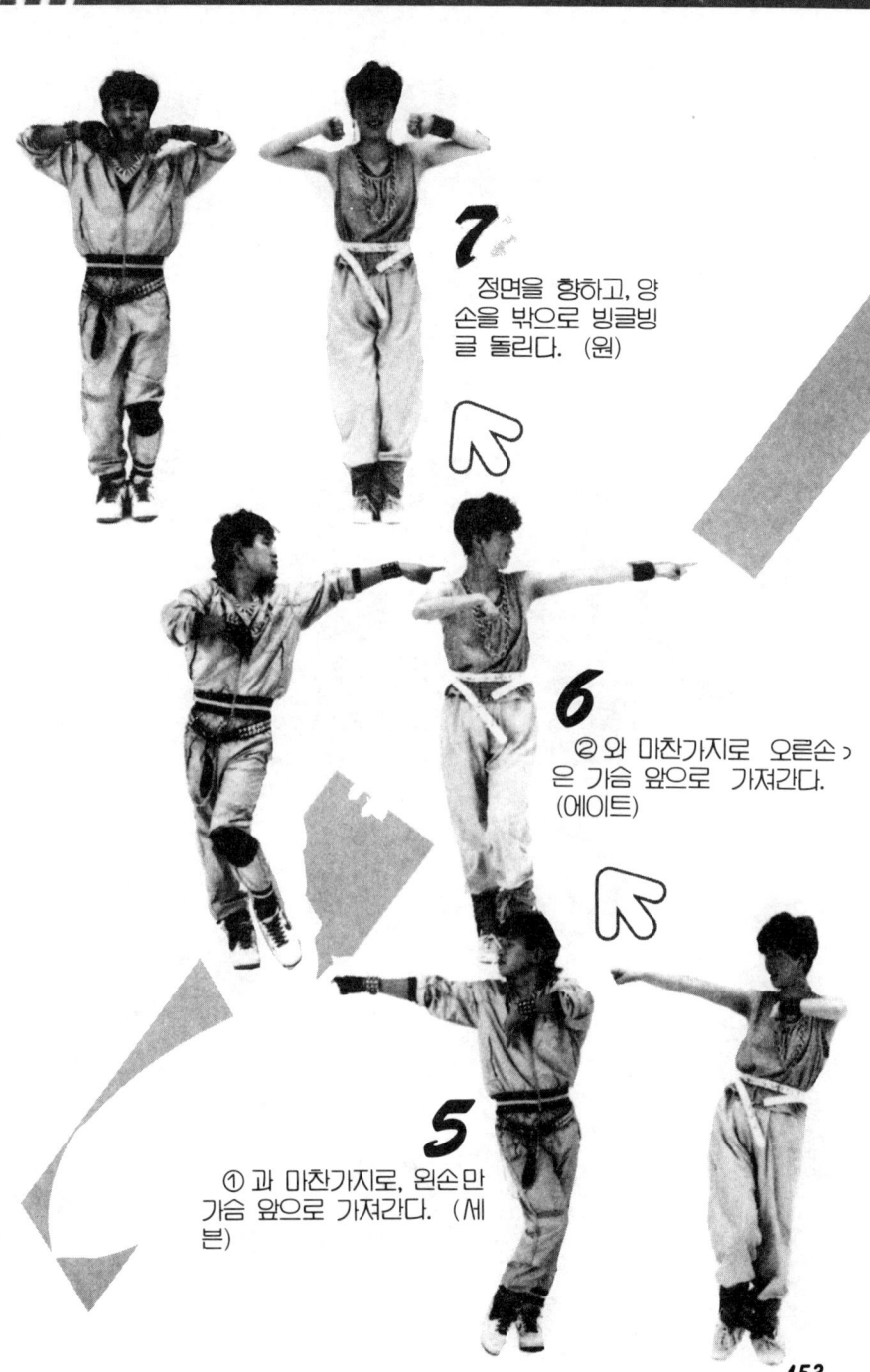

7 정면을 향하고, 양 손을 밖으로 빙글빙 글 돌린다. (원)

6 ②와 마찬가지로 오른손 은 가슴 앞으로 가져간다. (에이트)

5 ①과 마찬가지로, 왼손만 가슴 앞으로 가져간다. (세 븐)

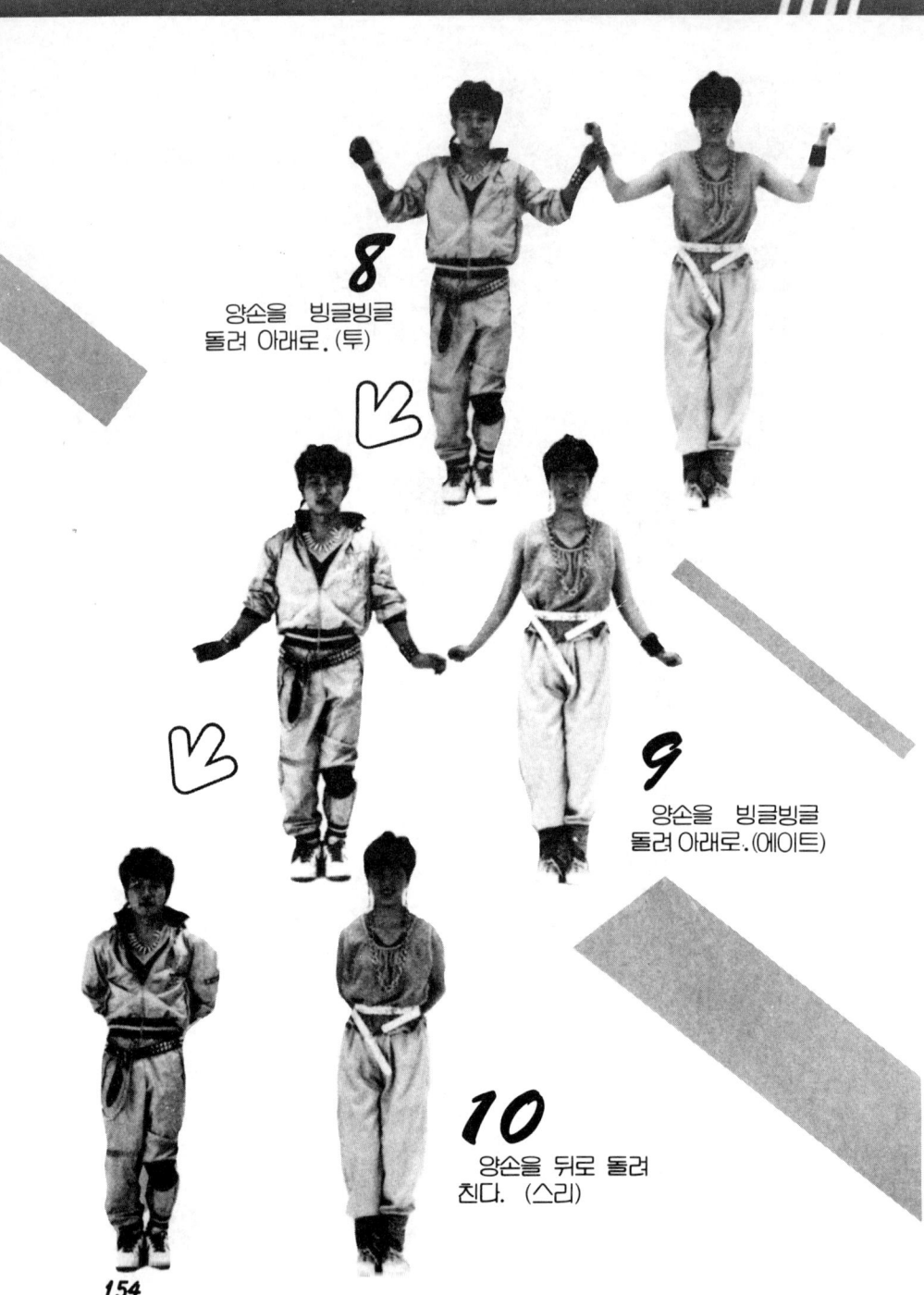

8 양손을 빙글빙글
돌려 아래로. (투)

9 양손을 빙글빙글
돌려 아래로. (에이트)

10 양손을 뒤로 돌려
친다. (스리)

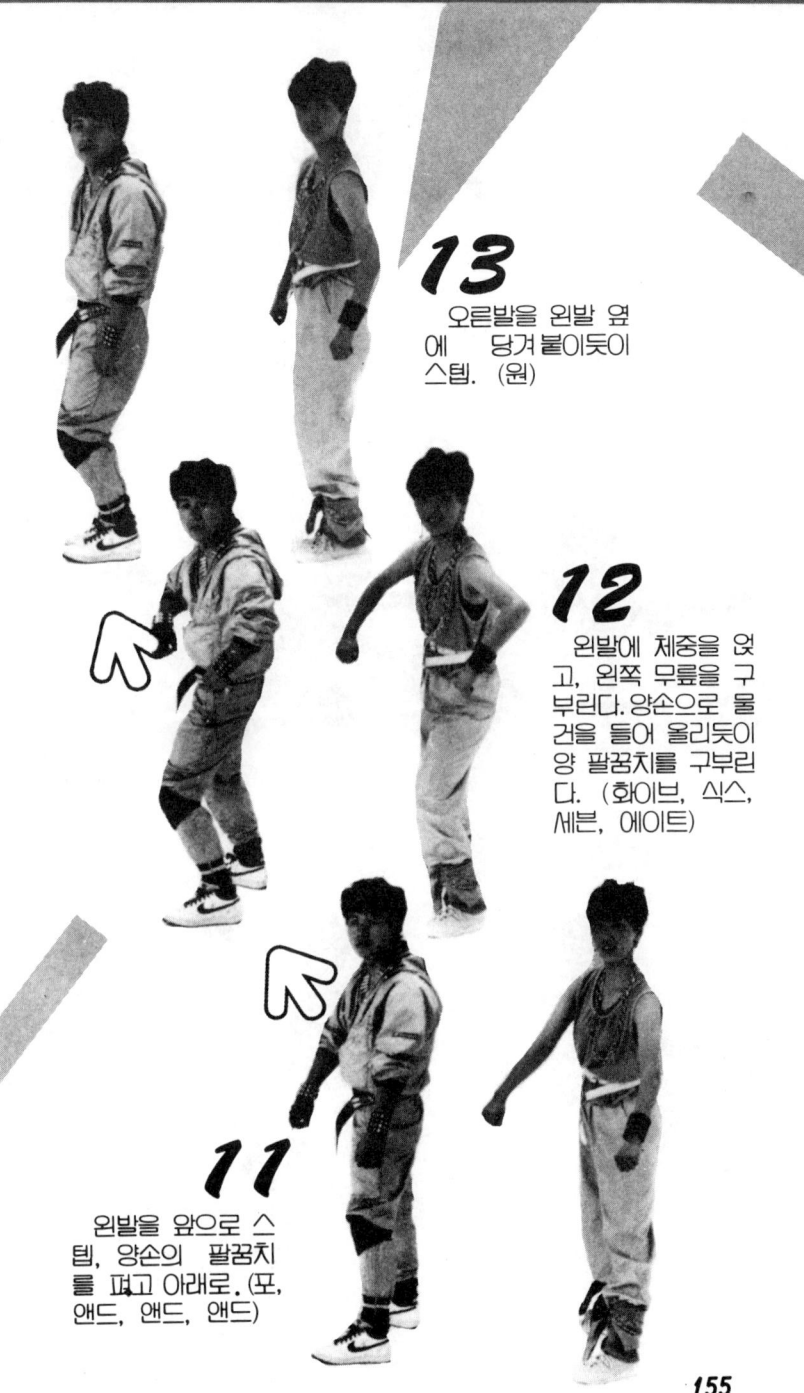

13

오른발을 왼발 옆
에   당겨 붙이듯이
스텝. (원)

12

왼발에 체중을 얹
고, 왼쪽 무릎을 구
부린다. 양손으로 물
건을 들어 올리듯이
양 팔꿈치를 구부린
다. (화이브, 식스,
세븐, 에이트)

11

왼발을 앞으로 스
텝, 양손의 팔꿈치
를 펴고 아래로. (포,
앤드, 앤드, 앤드)

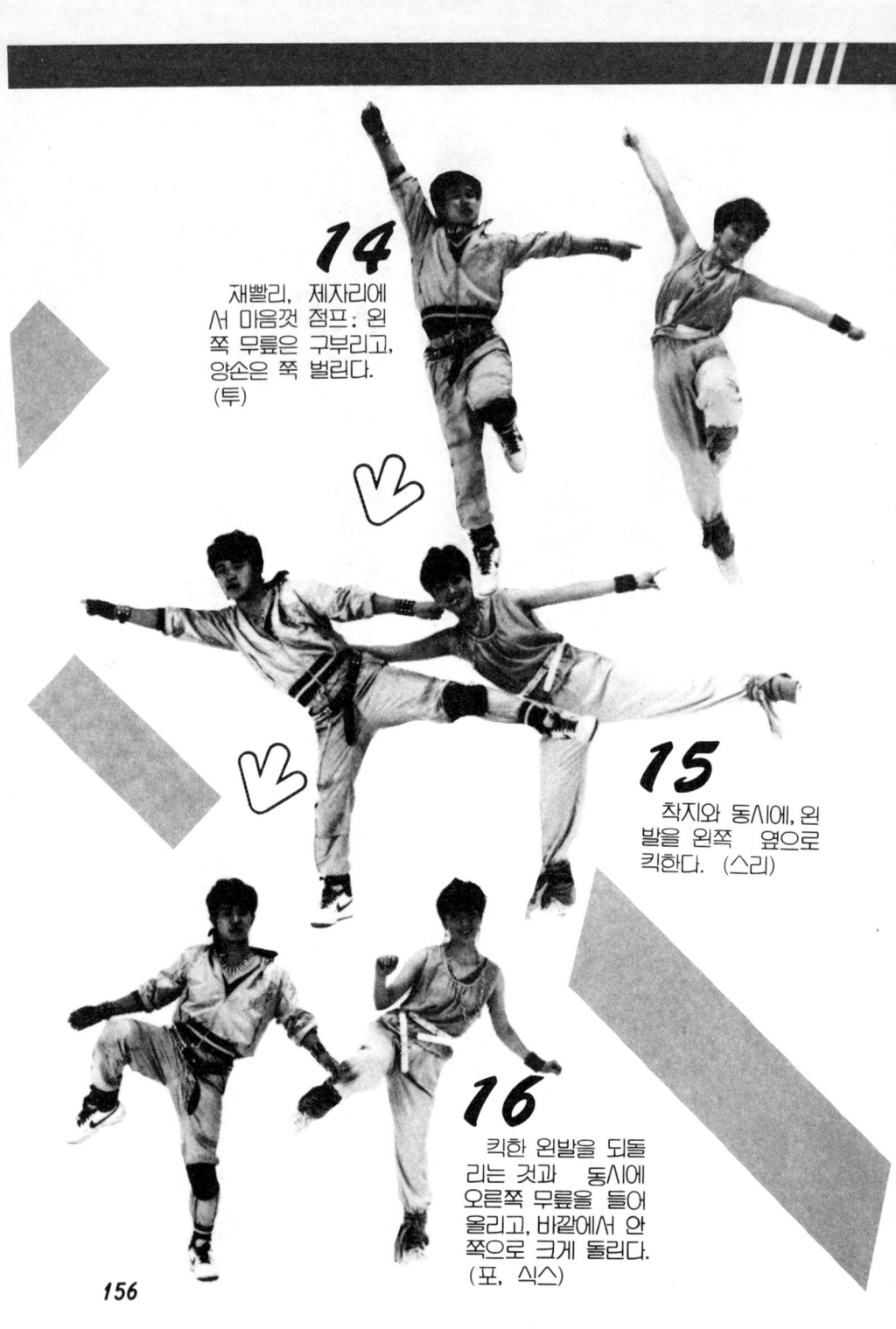

14

재빨리, 제자리에 서 마음껏 점프 : 왼쪽 무릎은 구부리고, 양손은 쭉 벌린다. (투)

15

착지와 동시에, 왼발을 왼쪽 옆으로 킥한다. (스리)

16

킥한 왼발을 되돌리는 것과 동시에 오른쪽 무릎을 들어 올리고, 바깥에서 안쪽으로 크게 돌린다. (포, 식스)

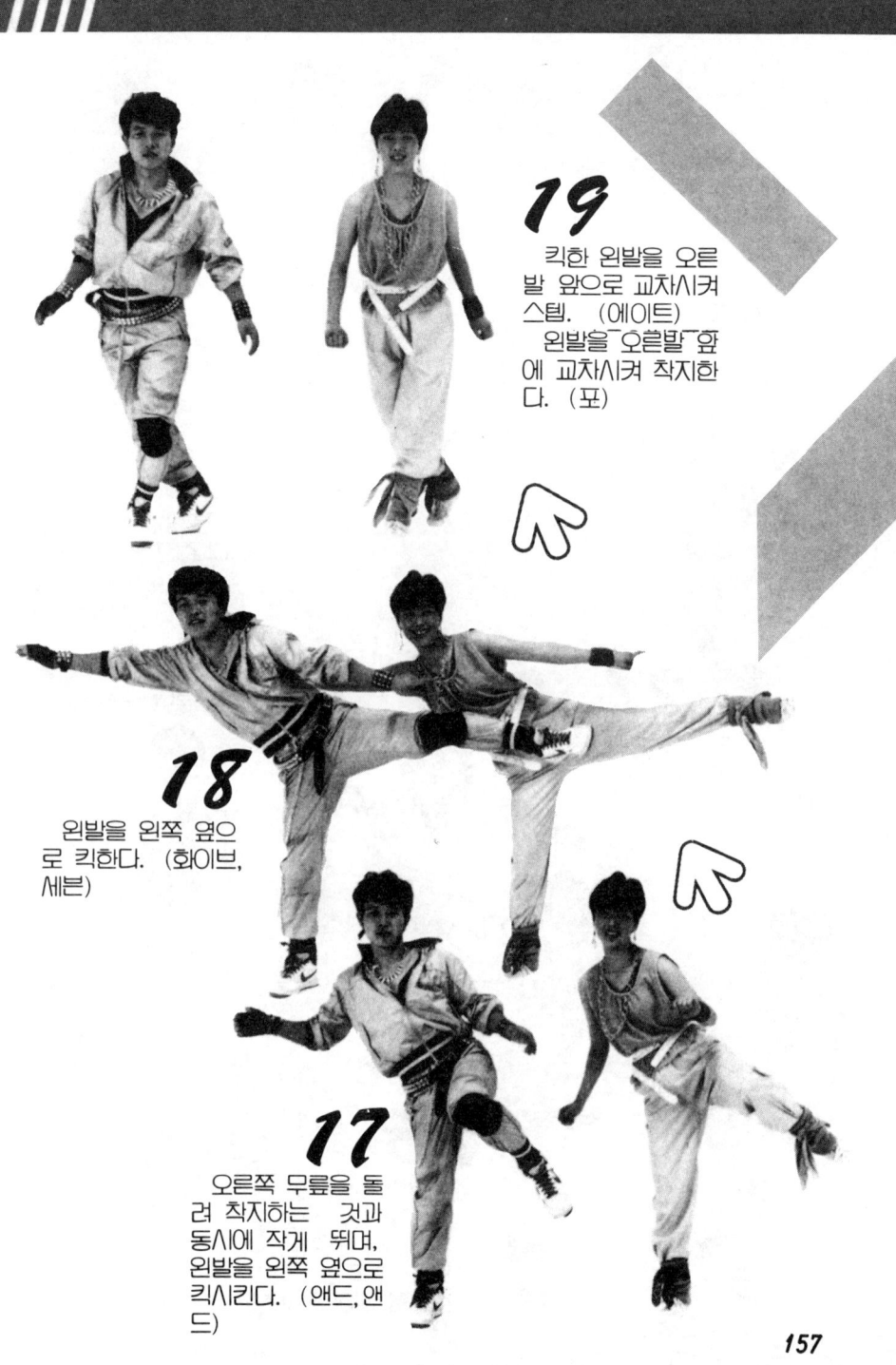

19

킥한 왼발을 오른 발 앞으로 교차시켜 스텝. (에이트) 왼발을 오른발 앞에 교차시켜 착지한다. (포)

18

왼발을 왼쪽 옆으로 킥한다. (화이브, 세븐)

17

오른쪽 무릎을 돌려 착지하는 것과 동시에 작게 뛰며, 왼발을 왼쪽 옆으로 킥시킨다. (앤드, 앤드)

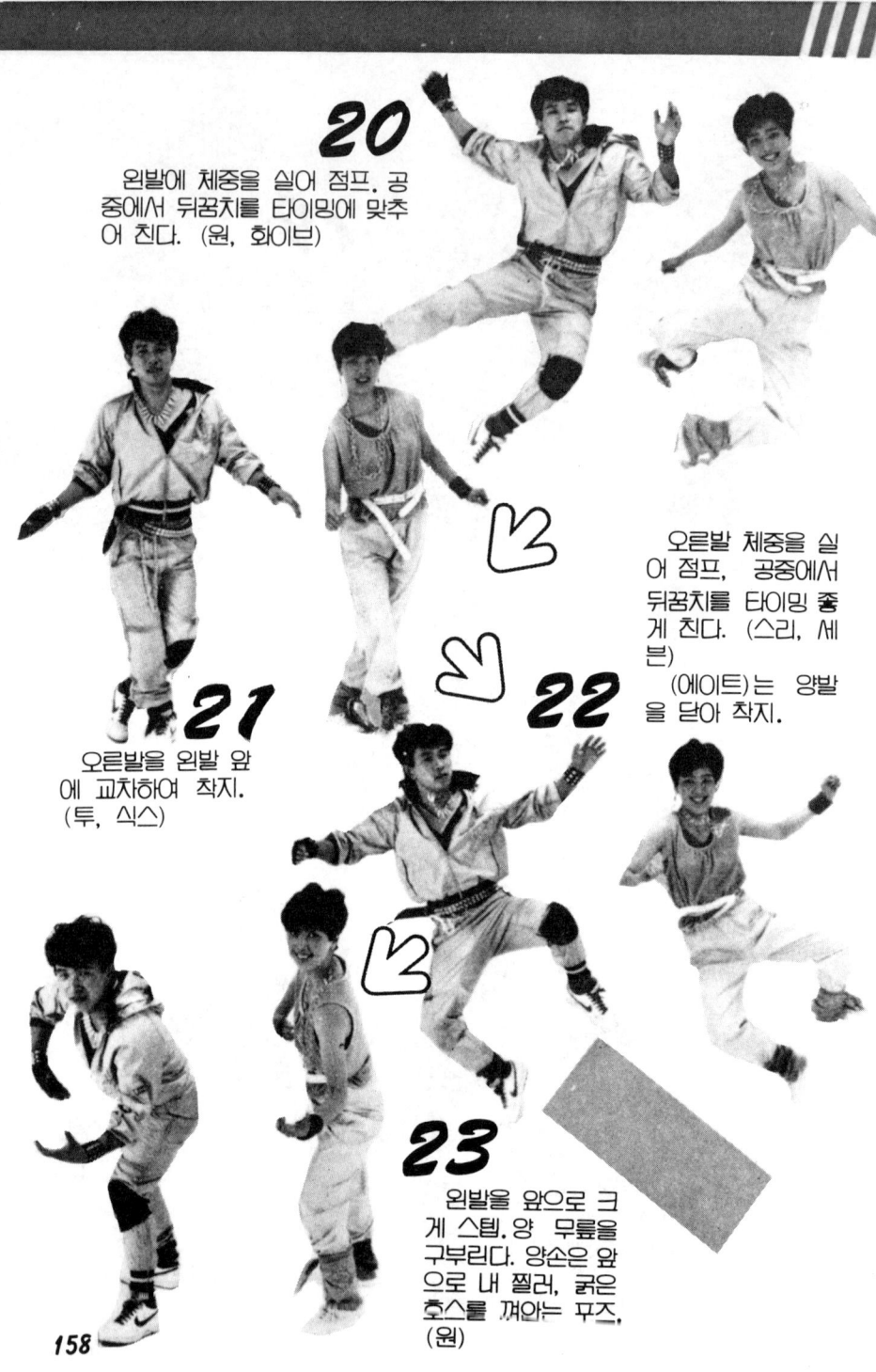

20
왼발에 체중을 실어 점프. 공중에서 뒤꿈치를 타이밍에 맞추어 친다. (원, 화이브)

21
오른발을 왼발 앞에 교차하여 착지. (투, 식스)

오른발 체중을 실어 점프, 공중에서 뒤꿈치를 타이밍 좋게 친다. (스리, 세븐)
(에이트)는 양발을 닫아 착지.

22

23
왼발을 앞으로 크게 스텝. 양 무릎을 구부린다. 양손은 앞으로 내 찔러, 굵은 호스를 껴안는 푸즈. (원)

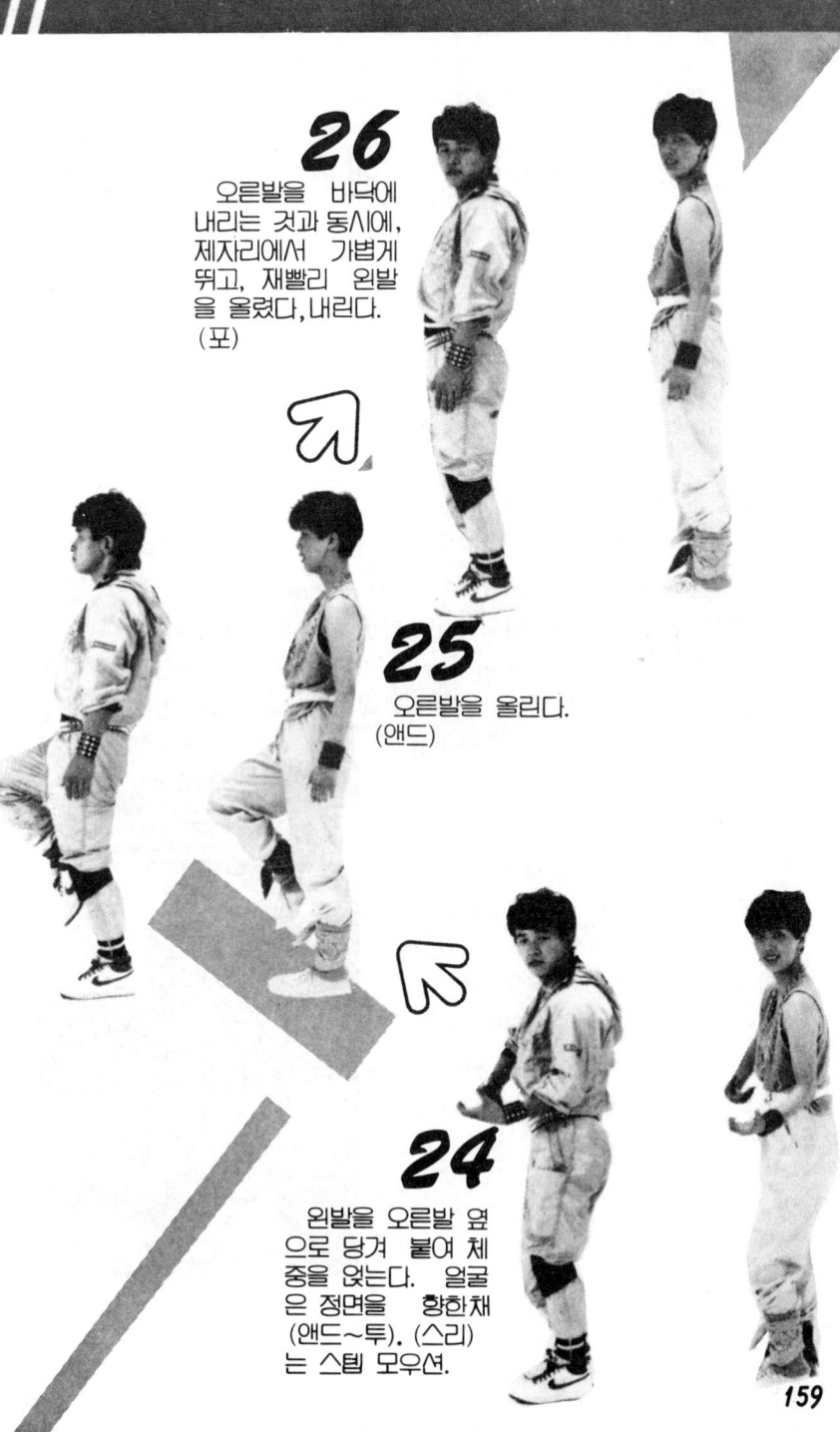

26
오른발을 바닥에 내리는 것과 동시에, 제자리에서 가볍게 뛰고, 재빨리 왼발을 올렸다, 내린다. (포)

25
오른발을 올린다. (앤드)

24
왼발을 오른발 옆으로 당겨 붙여 체중을 얹는다. 얼굴은 정면을 향한채 (앤드~투). (스리)는 스텝 모우션.

브레이크 · 댄스 · 히스토리

1972년, 엘렉트릭 · 부기의 최초의 댄스 · 크루로써, '하렘 · 팝 · 록커즈'가 결성되었다. 그들은 엘렉트릭 · 부기 라는 이름을 붙인 장본인이기도 하다.

이 춤 중의 하나인 킹 · 텃트는, '새터디 · 나이트 · 크럽'에 출연하고 있던 코메디언인 스티브 · 마티브 · 마틴에 의해 널리 퍼졌다.

더 · 록은, 텔레비젼에서 레란이 팔이나 발을 사용하여 웃기던 코믹한 댄스를 응용한 것이 시작이라고 일컬어지고 있다.

오늘날에는 상당히 포퓰러하게 된 문 · 워크는, 처음에는 판토마임에 받아 들여져, 제임스 · 브라운에 의해 널리 알려졌다.

80년대에 들어와, 'Soul Train'에서 춤추었던 제프리 · 다니엘이, 최근까지는 마이클 · 잭슨이 텔레비젼 · 프로모우션 · 비디오등에서, 문 · 워크로 일약 유명해졌다.

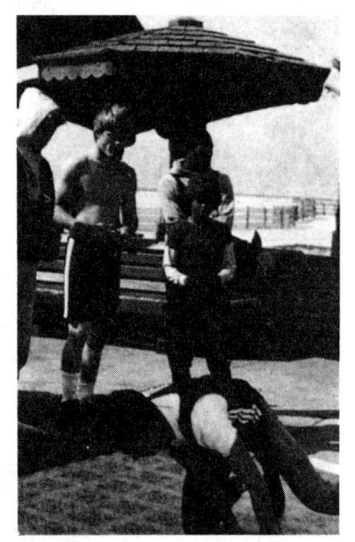

웨이브라든가, 폿프 칙의 기원은 그다지 확실하지 않지만, 웨이브는 70년대 후반에 자연적으로 발생, 인기를 얻었다고 일컬어지고 있는 폿프는 본래 캘리포니아 폿프라고 불리웠으며, 언제 시작되었는가 하는 것은 아무도 모르지만, 긴 세월 동안 캘리포니아에서 추워졌다.

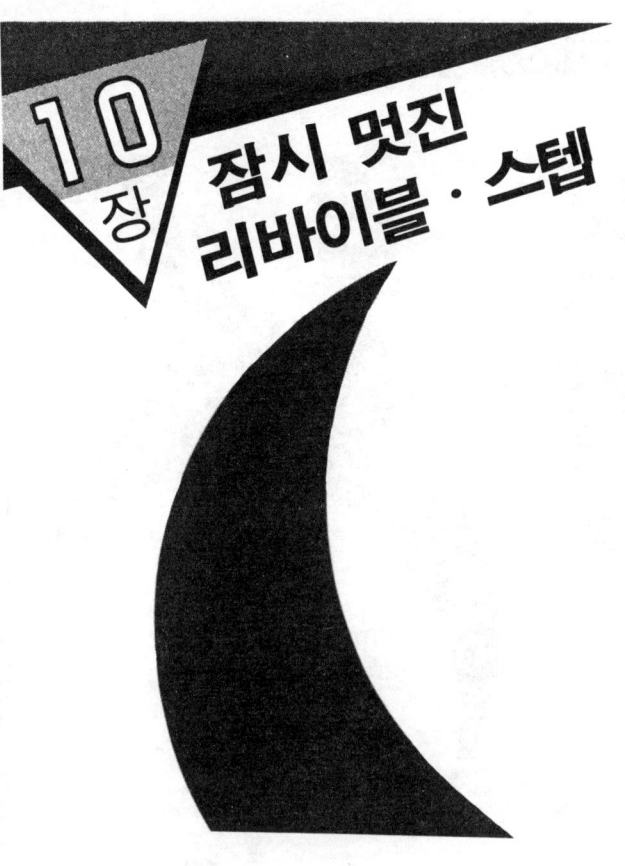

10장 잠시 멋진 리바이블·스텝

디스코·댄스 라고 하는 정의는 매우 광범위하며, 애매하다고 말할지로 모른다. 비틀즈나 몽키즈를 비롯하여, 그룹·사운드가 나오기 시작한 60년대는, 디스코라고 불리우기 보다는 고고 라고 불리웠으며, 고고·홀, 고고·가알 등이라고 사용되었다.

1924년에 찰스톤이 생겨, 전세계에 유행했다. 당시 젊은이들은 이 스텝이 가장 보기 좋은 스텝이라고 생각했다

항상 디스코는, 그 당대의 음악, 문화를 반영하며, 젊은이들에게 가장 애호되고 있지만, 스텝 자체는 차곡차곡 쌓이며 추어지고 있는 것이기 때문에, 찰스톤이나 트위스트는, 현재에도 새로운 감각으로 추어지고 있는 것이다.

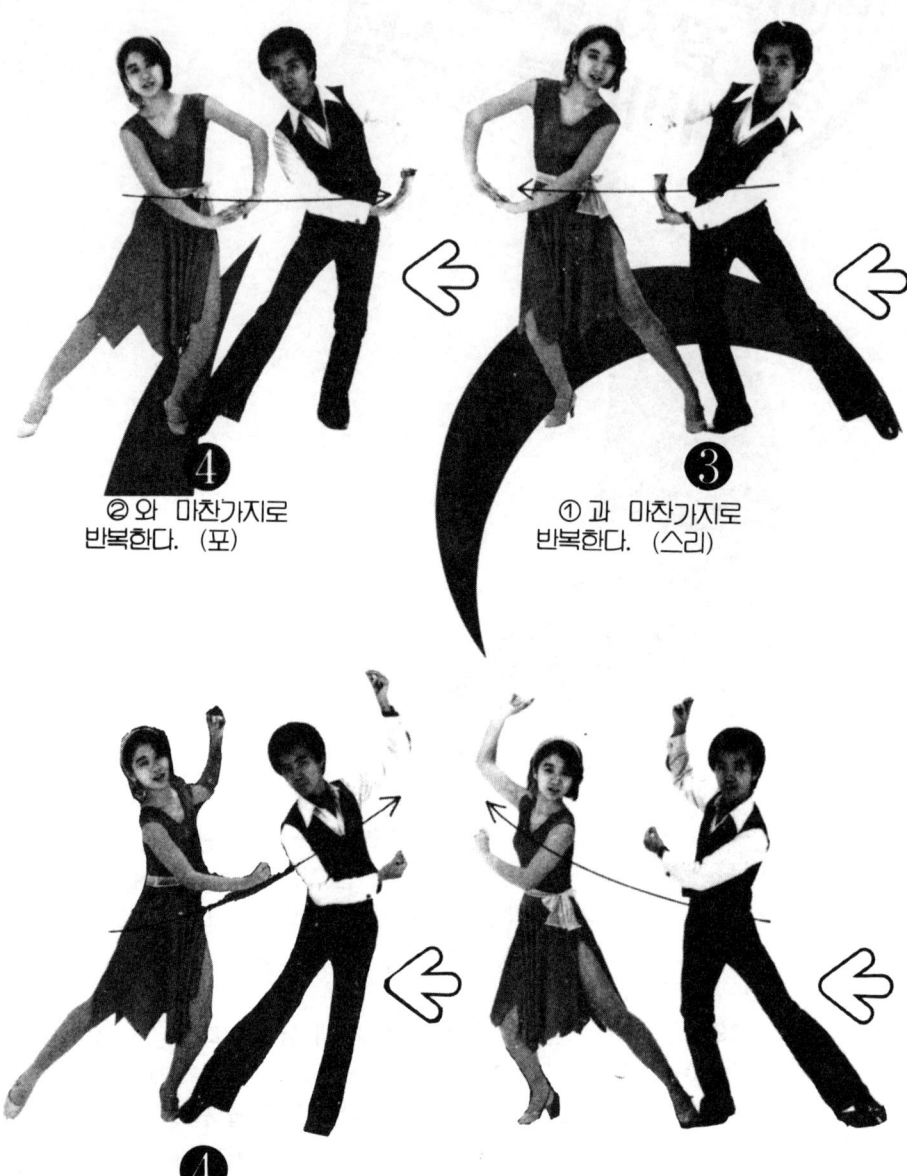

④

②와 마찬가지로
반복한다. (포)

③

①과 마찬가지로
반복한다. (스리)

④

②와 마찬가지로
반복한다. (포)

①과 마찬가지로
반복한다. (스리)

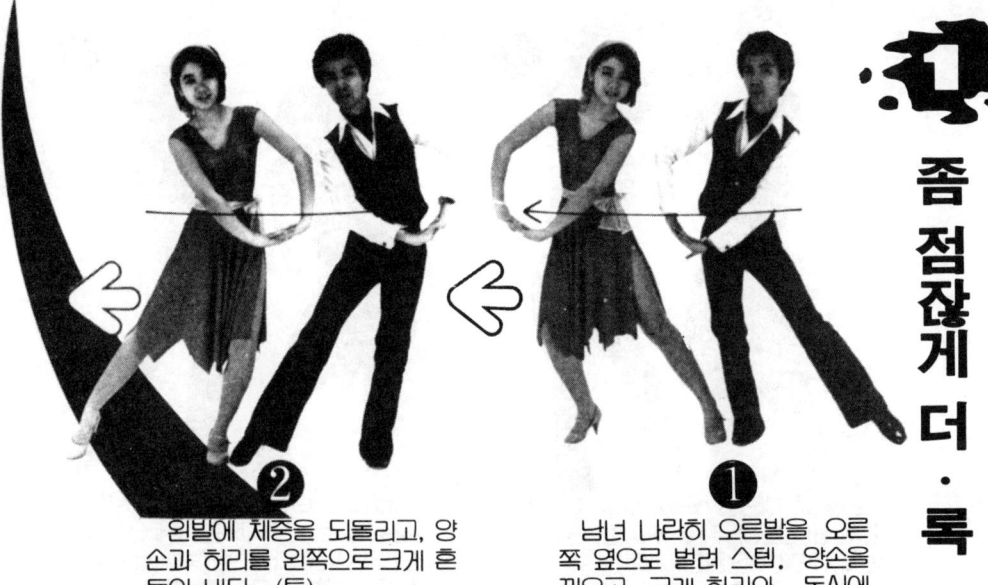

② 왼발에 체중을 되돌리고, 양손과 허리를 왼쪽으로 크게 흔들어 낸다. (투)

① 남녀 나란히 오른발을 오른쪽 옆으로 벌려 스텝. 양손을 끼우고, 크게 허리와 동시에 오른쪽으로 흔들어 낸다. (원

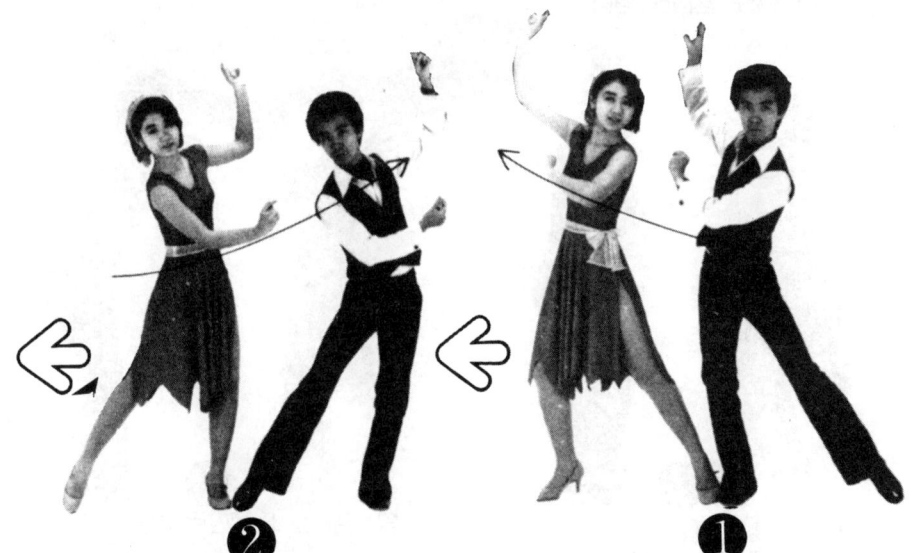

② 왼발에 체중을 되돌리고, 양손을 허리와 동시에 왼쪽으로 높이 흔들어 올린다. (투)

① 남녀 나란히 오른발을 오른쪽 옆으로 벌린 스텝. 양손을 허리와 동시에 오른쪽으로 높이 흔들어 올린다. (원)

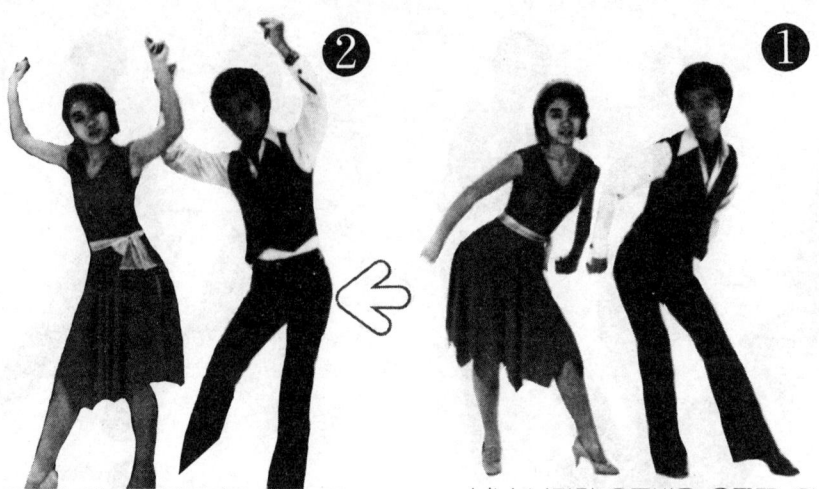

왼발에 체중을 되돌리고, 허리를
왼쪽 비스듬히 뒤로 당기고, 양손은
높게 흔들어 올린다. (투)
※카운트 (스리~포)는 ① ② 를
반복한다.
※반대쪽도 연습해 본다

남녀 나란히 오른발을 오른쪽 옆
으로 벌린 스텝과 동시에 양손도 허
리도 오른쪽 비스듬히 뒤로 흔들어
낸다. 신체는 앞으로 향한 자세.
(원)

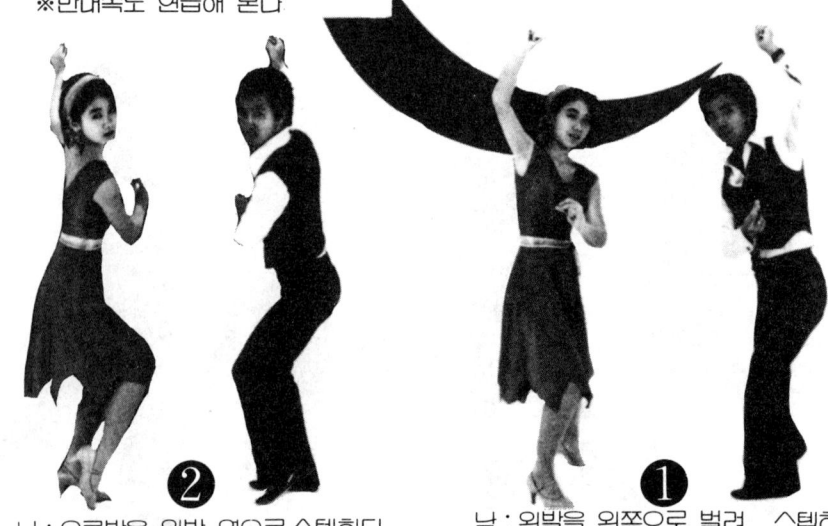

남 : 오른발을 왼발 옆으로 스텝한다.
그것과 동시에 허리를 오른쪽
으로 당기고, 양손은 오른쪽 위
로 흔들어 올린다.
여 : 왼발을 오른발의 옆에 스텝하
고 허리를 왼쪽으로 당기고, 양
손을 왼쪽 위로 흔들어 올린다.

남 : 왼발을 왼쪽으로 벌려 스텝하
고 허리와 양손을 왼쪽으로 강
하게 흔들어 낸다. 앞으로 향한
자세를 취한다.
여 : 오른발을 오른쪽 옆으로 벌린
스텝에서 허리와 양손을 오른
쪽으로 강하게 흔들어 낸다.

164

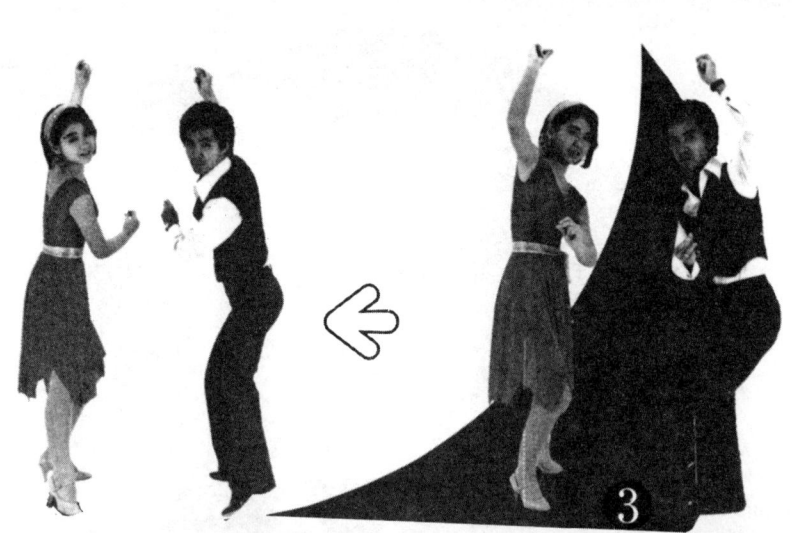

남 : 오른발을 오른쪽 옆으로 벌리고,
스텝하여 허리와 양손을 오른
쪽 옆으로 강하게 흔들어 낸다.
여 : 왼발을 왼쪽 옆으로 벌리고, 스
텝하여 허리와 양손을 왼쪽으
로 강하게 흔들어 낸다. (스리)

① 과 마찬가지로 남자는 왼발, 여
자는 오른발을 좀더 옆으로 스텝 (투)

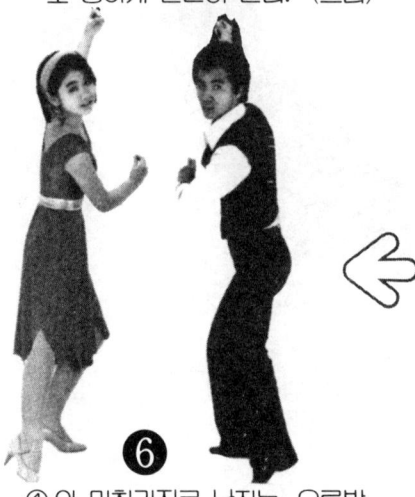

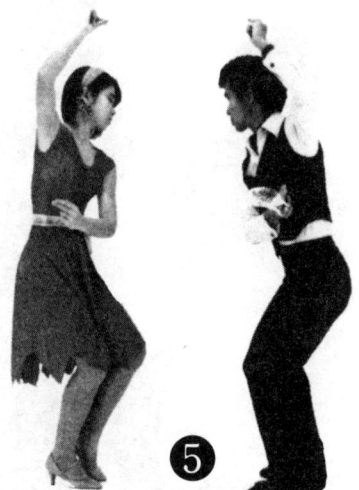

④ 와 마찬가지로 남자는 오른발,
여자는 왼발을 좀더 옆으로 스텝
한다. (포)

남 : 왼발을 오른발 옆에 스텝하고,
허리를 왼쪽으로 당기고, 양손
은 왼쪽 위로 흔들어 올린다.
여 : 오른발을 왼발 옆에 스텝하고.
허리를 오른쪽으로 당긴다.

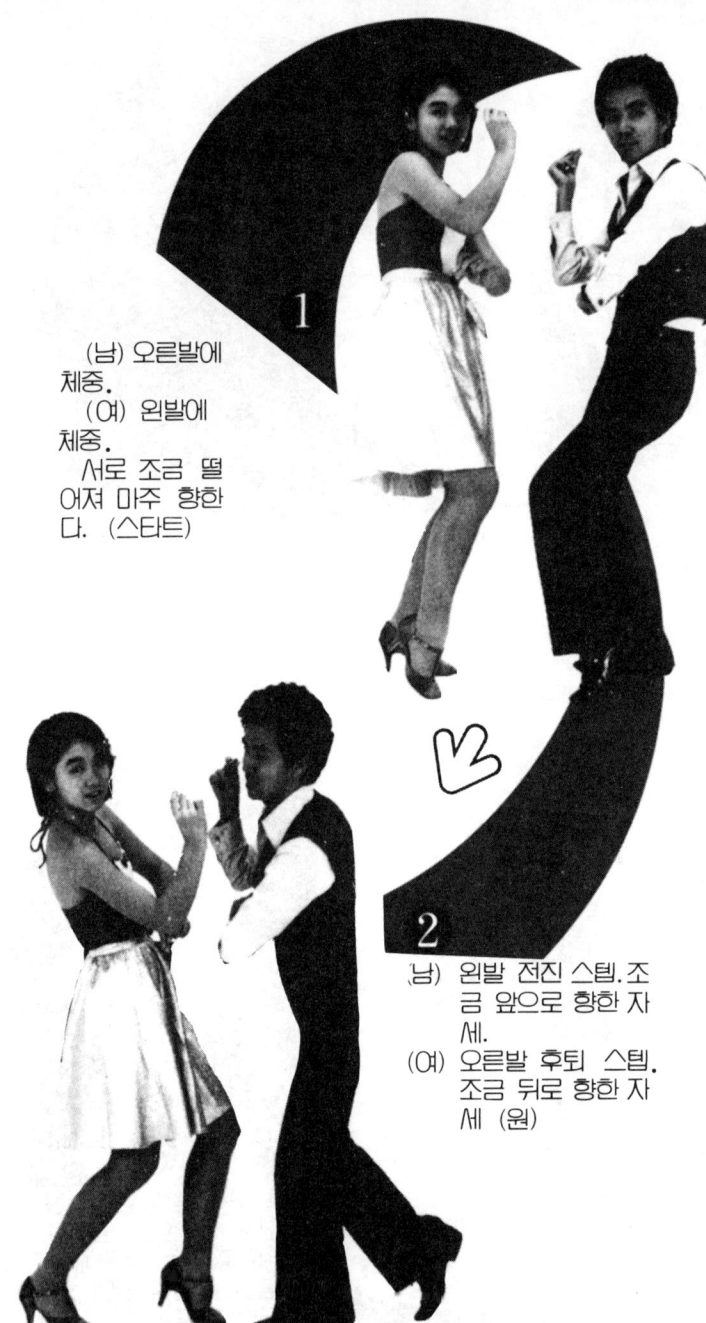

1

(남) 오른발에 체중.
(여) 왼발에 체중.
서로 조금 떨어져 마주 향한다. (스타트)

2

(남) 왼발 전진 스텝. 조금 앞으로 향한 자세.
(여) 오른발 후퇴 스텝. 조금 뒤로 향한 자세 (원)

166

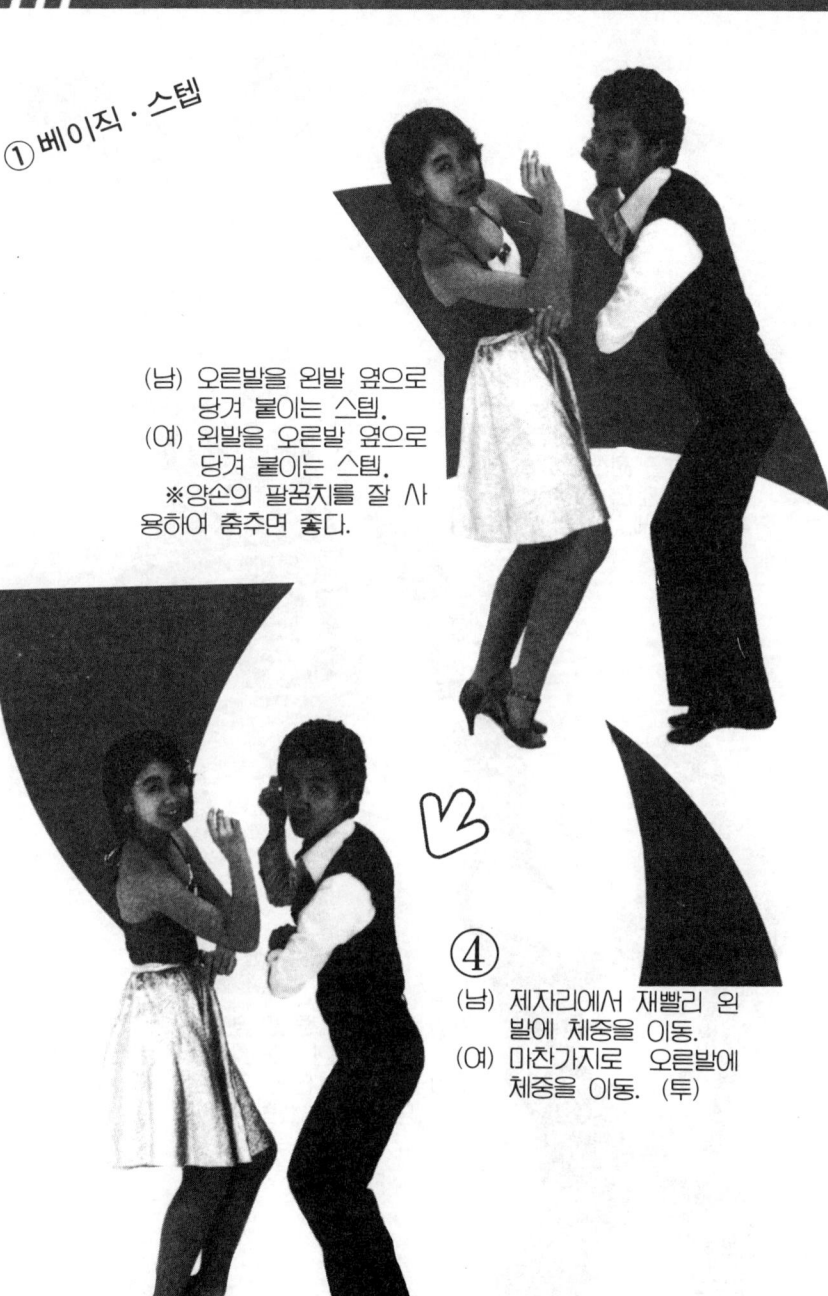

① 베이직 · 스텝

(남) 오른발을 왼발 옆으로
당겨 붙이는 스텝.
(여) 왼발을 오른발 옆으로
당겨 붙이는 스텝.
※양손의 팔꿈치를 잘 사
용하여 춤추면 좋다.

④
(남) 제자리에서 재빨리 왼
발에 체중을 이동.
(여) 마찬가지로 오른발에
체중을 이동. (투)

167

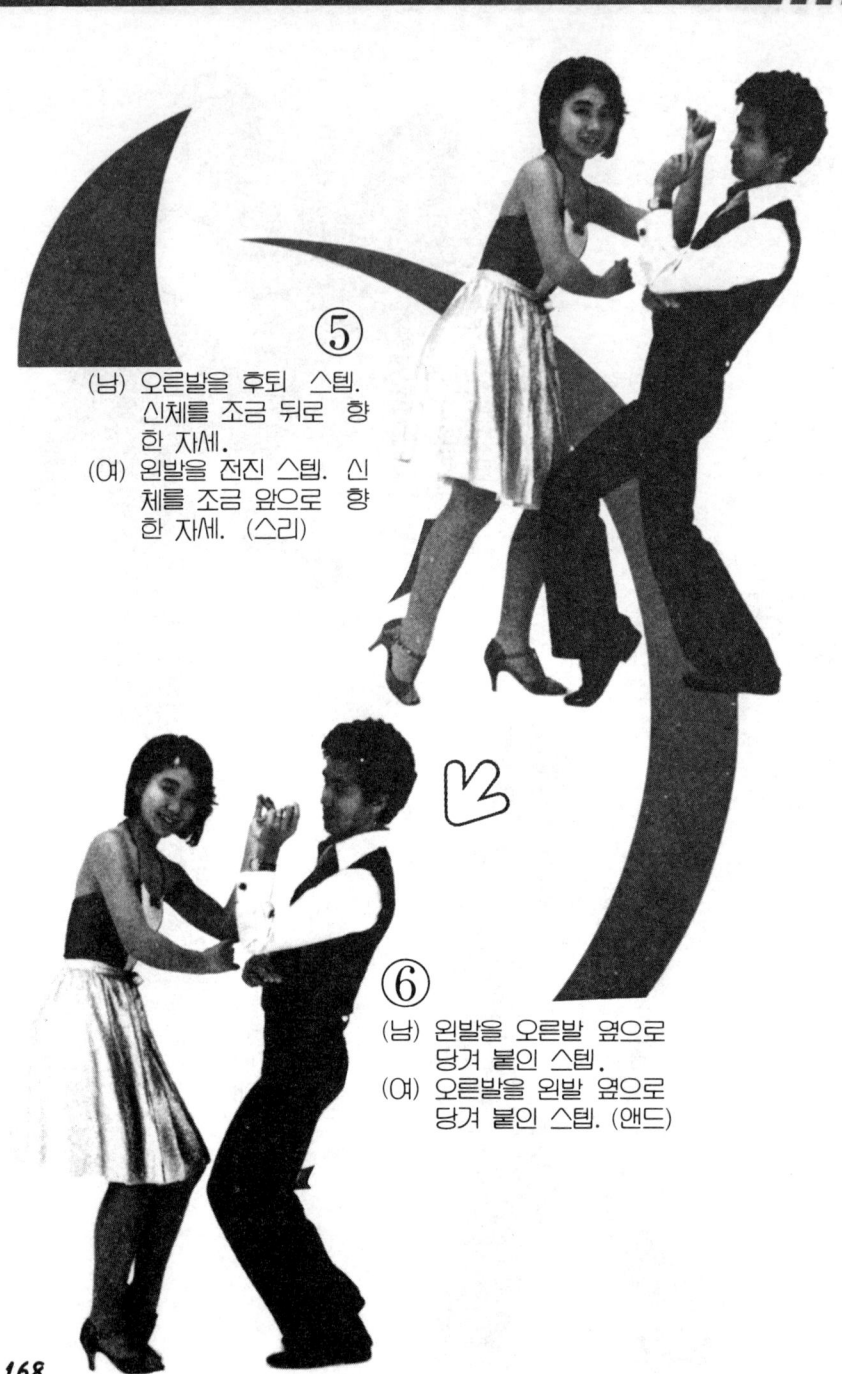

⑤
(남) 오른발을 후퇴 스텝.
신체를 조금 뒤로 향
한 자세.
(여) 왼발을 전진 스텝. 신
체를 조금 앞으로 향
한 자세. (스리)

⑥
(남) 왼발을 오른발 옆으로
당겨 붙인 스텝.
(여) 오른발을 왼발 옆으로
당겨 붙인 스텝. (앤드)

168

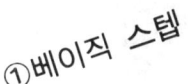

① 베이직 스텝

⑦

(남) 제자리에서 재빨리 오
른발에 체중을 이동.
(여) 마찬가지로 왼발에 체
중을 이동. (포)

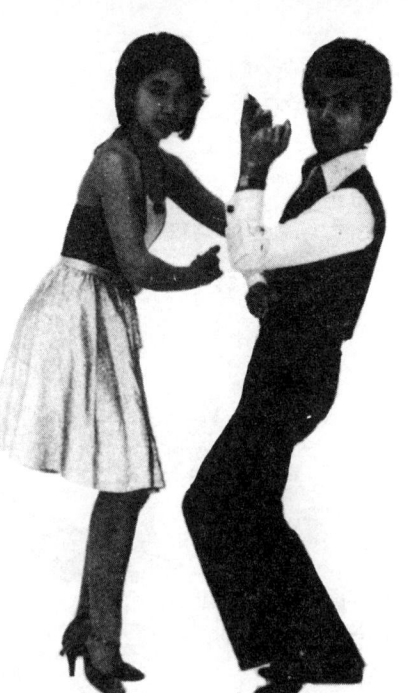

보사·노바의 발 모양

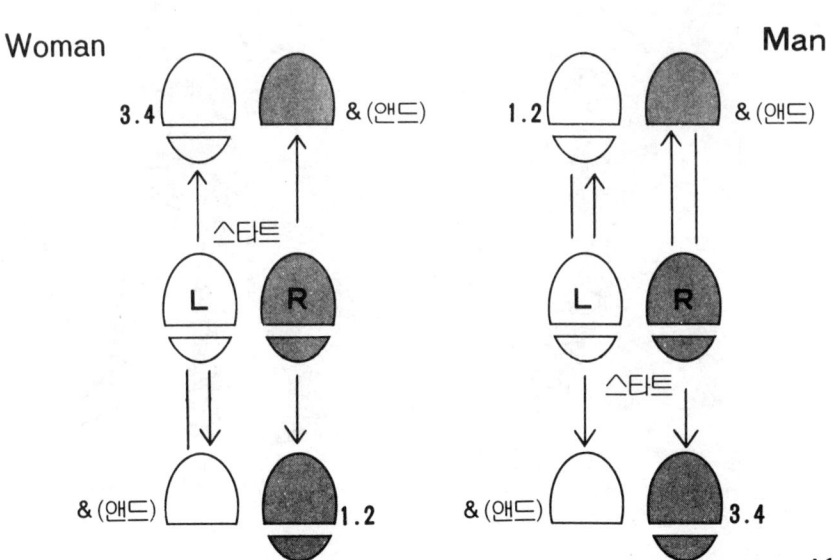

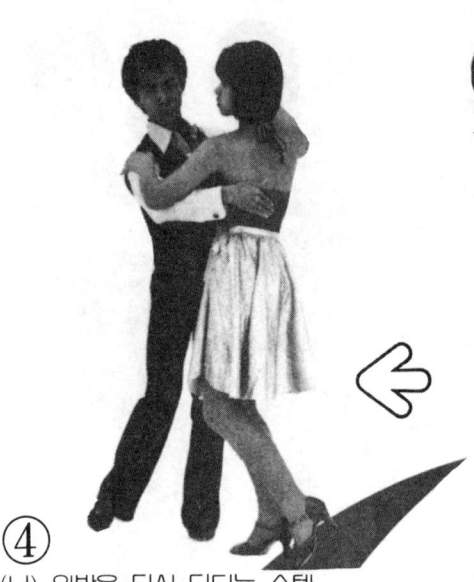

④
(남) 왼발을 다시 디디는 스텝.
(여) 오른발을 다시 디디는 스
텝. (투)

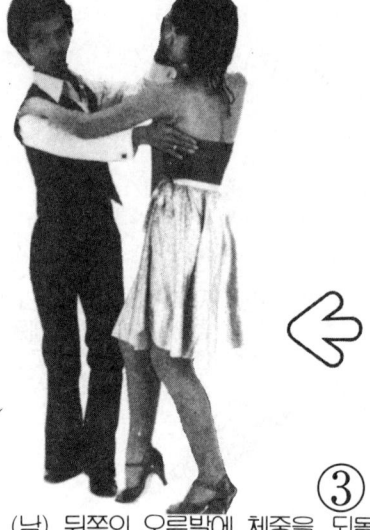

③
(남) 뒤쪽의 오른발에 체중을 되돌
린다.
(여) 왼쪽으로 회전하여, 왼발을 오
른발 뒤에서 교차하여 스텝.

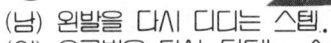

● 트라베링

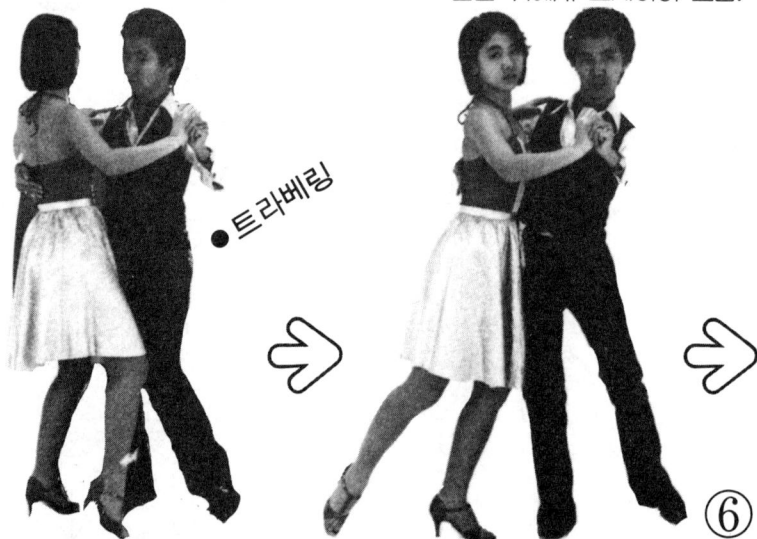

⑤
(남) 오른발 전진, 여성을 오른쪽
으로 돌리기 시작한다.
(여) 왼발 왼쪽 비스듬히 뒤로 후
퇴.

⑥
⑤의 상태에서 여성은 오른쪽
으로 회전 연속 중. (앤드)

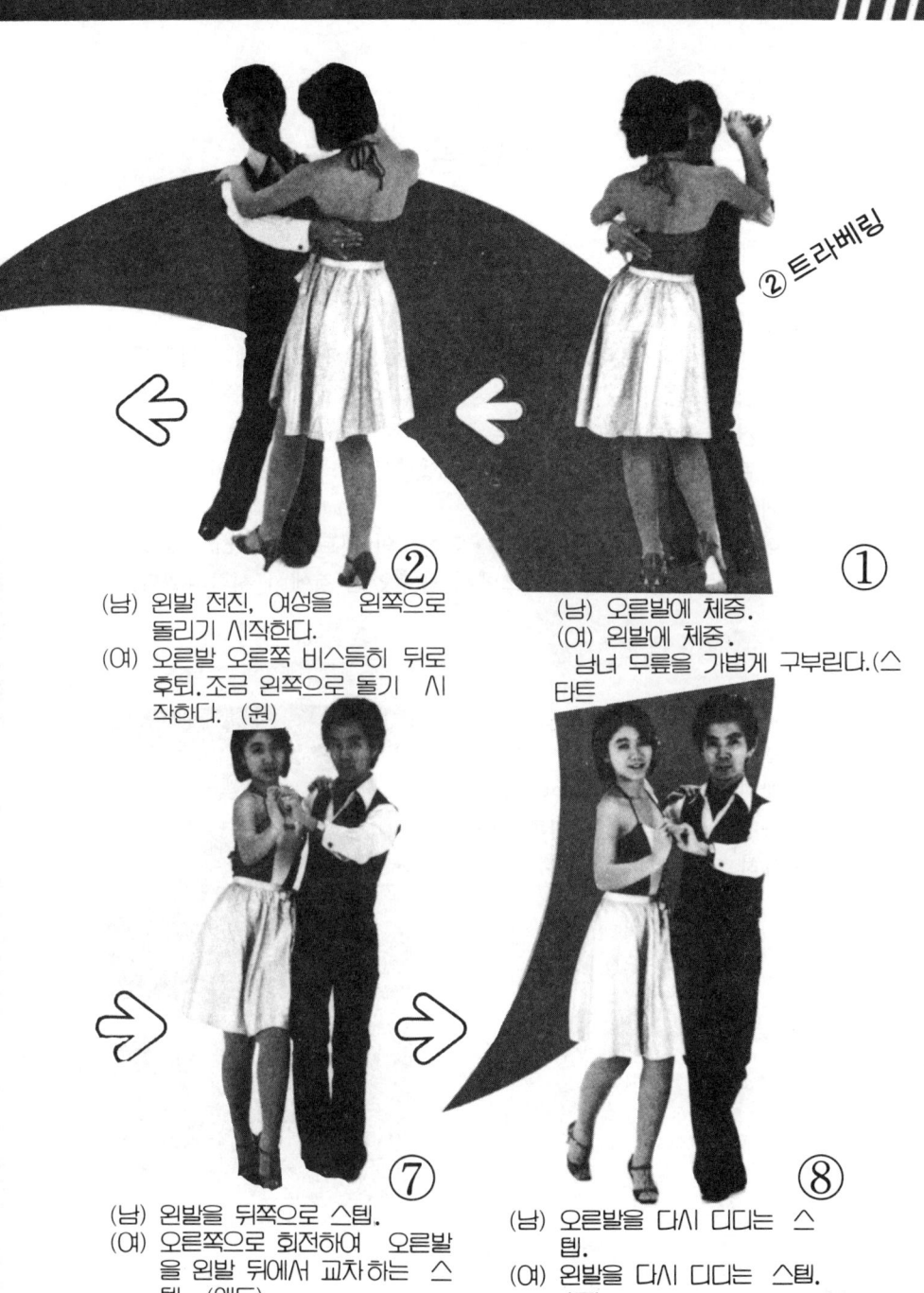

스텝을 멈추고

브레이크·댄스 중에, 엎·록에 주목하여 보자. 엎·록은, 1969년에서 1970년에 걸쳐, 브레이킹과 동시대에 사우스 브론크스에서 발생했다.

두명이 서로 마주하고 춤추는 엎·록은, 결코 신체가 접촉해서는 안되는 춤이다. 그러나 최근에는, 많은 브레이커들이, 혼자서 춤추거나, 브레이킹의 인트로 부분에서 엎·록을 사용하고 있다.

한편, 바드루의 중심적인 춤인 엘렉트릭·부기는, 역시 브레이킹과 동시대에 발생했다.

이 엘렉트릭·부기는, 잭슨·화이브의 힛트곡 'Dancin Machine'에서 마이클·잭슨이 비디오에서 춤추었던 것에서 시작되었다.

젊은 마이클은, 로보트와 같이 춤추었으며, 그 동작은 실제로 기계와도 같았으며, 바야흐로 맞이하게 될 콤퓨터 시대를 미리 예상하 있는 것과도 같은 춤이었다.

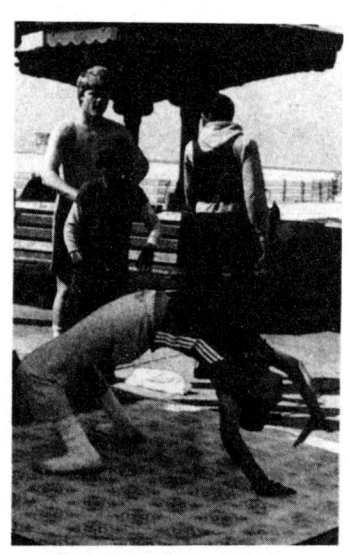

판 권
본 사
소 유

현대 즐거운 디스코·스텝 교본

2010년 10월 20일 인쇄
2010년 10월 30일 발행

지은이 | 현대레저연구회
펴낸이 | 최 상 일
펴낸곳 | 태 을 출 판 사
서울특별시 중구 신당6동 52-107(동아빌딩내)
등 록 | 1973 1.10(제4-10호)

■ 주문 및 연락처

우편번호 100-456
서울 특별시 중구 신당 6동 제52-107호(동아빌딩내)
전화: 2237-5577 팩스: 2233-6166

ISBN 89-493-0306-X   13690

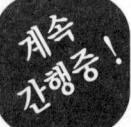